AF330236

LE
MÉDECIN DES NAVIGATEURS,

OU

MANUEL D'HYGIÈNE ET DE THÉRAPEUTIQUE,

A L'USAGE

De la marine du commerce,

PAR JUSTIN SANTY,

Docteur en Médecine,

Ex-chef de Clinique Médicale, ex-chirurgien de marine, honoré d'une récompense nationale, membre titulaire du Cercle médical de Montpellier, de la Société Royale de Médecine de Marseille, etc.

> Si l'on s'expose à perdre ses peines, que ce soit du moins en s'occupant d'un objet utile, afin que la bonne volonté serve d'excuse, et que les efforts infructueux paraissent encore dignes d'estime.
>
> LORDAT, *Cours sur la Physiologie.*

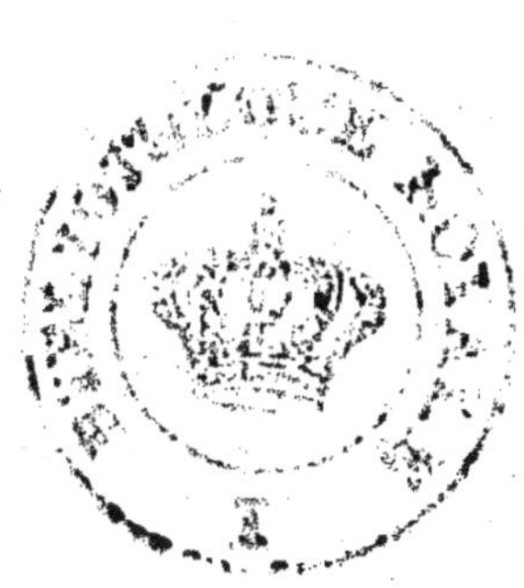

MARSEILLE.

MARIUS OLIVE, IMPRIMEUR, RUE PARADIS, 47.

1840

A

Monsieur L'Amiral,

Ministre de la Marine et des Colonies.

———•———

M. l'Amiral,

En me permettant de placer votre nom au commencement de ces quelques pages, vous avez bien voulu agréer l'hommage de ce livre, comme un tribut de vénération.

Quel que soit le jugement qu'on portera sur lui, je suis persuadé, M. LE MINISTRE, que vous accueillerez avec intérêt un ou-vrage, succint à la vérité, mais dont le seul but est d'éviter ou d'adoucir les maux de tant d'hommes pour qui votre philan-tropie a toujours été si vigilante.

J. SANTY

Avant-Propos.

Depuis longtemps les capitaines des navires du commerce sentent l'insuffisance des instructions médicales qu'on leur donne avec le coffre de médicaments, et ils appellent de tous leurs vœux la publication d'un ouvrage qui, sans être fort étendu, soit à leur portée et puisse les diriger dans les circons- tances pénibles et les accidents nom- breux qu'entraîne la profession de ma- rin.

On se rend raison de l'insuffisance du médecin de papier, par le PEU de lignes qu'il renferme sur un PETIT nombre de remèdes. Mais il ne suffit pas à un ca- pitaine, étranger à la médecine, de sa- voir que tel remède s'emploie dans telle circonstance, il faut, pour qu'il puisse l'appliquer convenablement, qu'il soit convaincu, autant que possible, que l'homme qu'il a à soigner se trouve précisément dans les circonstances qui réclament telle ou telle médication, c'est- à-dire, qu'il puisse reconnaître les symp- tômes principaux d'une maladie, remon- ter aux causes, et trouver par induction les moyens qu'il doit employer. D'ailleurs il n'est pas dit un seul mot, dans ces instructions médicales, des accidents chirurgicaux tels que plaies, fractures, luxations, etc., accidents très fréquents à bord, et d'autant plus funestes aux matelots, que leurs officiers n'ont aucun guide pour les diriger dans les soins que réclament ces blessures si pénibles à bord.

Aussi, c'est dans le but de remplir une lacune laissée par tous ceux qui se sont occupés de médecine navale, que je me suis décidé à publier ce Manuel d'hygiène et de thérapeutique, persuadé que l'on me tiendra compte de mes efforts, et que si je ne parle pas aussi savamment que d'autres auraient pu le faire, j'aurai du moins pour moi l'expérience et le désir d'être utile à des hommes parmi lesquels j'ai vécu, et dont j'ai pu connaître les habitudes, les besoins et les souffrances.

J'ai eu soin d'élaguer de ce livre les théories et toute discussion; elles se-raient inutiles à des marins qui ont em-ployé leur temps à d'autres études, et qui ne demandent que des conseils ap-propriés à leur position et aux circons-tances dans lesquelles ils peuvent se trouver.

J. SANTY.

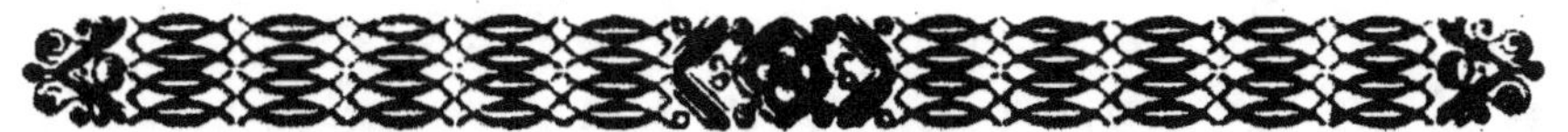

HYGIÈNE.

> Si l'on s'expose à perdre ses peines,
> que ce soit au moins en s'occupant
> d'un objet utile, afin que la bonne
> volonté serve d'excuse, et que les
> efforts infructueux paraissent encore
> dignes d'estime,
>
> LORDAT.

Air. — Vêtements. — Aliments. — Travail. — Cargaisons.

DE L'AIR.

L'AIR peut être nuisible à bord par l'humidité et le froid rigoureux, par les vents variables qu'il détermine, et comme étant sans mouvement dans l'intérieur du navire

1.

où il se trouve vicié par les émanations de la cale, des marchandises et des divers objets qui y sont renfermés.

L'humidité rend l'air respirable malsain; le fluide électrique se dégageant des nuages, semble vouloir vous étouffer; c'est ce qui a fait donner à l'air les épithètes de *lourd*, *assommant*. Des grains surviennent, de pluies ou de vent, et après, un changement subit de température. Ces alternatives de froid, de chaud et d'humidité ne peuvent qu'affecter les hommes d'un équipage peu nombreux et obligé de manœuvrer fréquemment, à toute heure, vu les grains et les vents variables. De là résultent des catarrhes, des fluxions de poitrine, des dyssenteries, des crachements de sang, etc., etc.

Sans doute on ne peut ni prévoir ni arrêter ces événements fâcheux, mais on peut obliger le matelot de suivre les conseils qu'on lui donne. Sa santé d'abord,

votre intérêt ensuite, vous en font un devoir. Ainsi on doit faire changer de linge
immédiatement après les orages, parce que
le matelot mouillé par la sueur et par la
pluie ne peut se livrer à de nouvelles fatigues, et reste exposé aux influences fâcheuses de l'humidité (1). On doit aussi
avoir le soin d'ouvrir les panneaux quand
l'état de la mer le permet; le courant d'air
qu'on établit ainsi, ou par le moyen de
manches à vent, chasse celui qui peut être
vicié par les émanations des divers objets
entassés, et que la fermeture des panneaux, par suite du mauvais temps, a
privés d'un air pur et renouvelé. D'ailleurs,
l'air pénétrant dans l'intérieur du navire,
sèche l'humidité que la pluie ou les coups
de mer ont laissée partout.

(1) Si on n'a pas le soin de faire changer de
linge, il arrive souvent qu'on est privé de quelques hommes, que des furoncles nombreux et
enflammés retiennent dans le repos.

Personne n'ignore l'influence funeste de l'humidité. Elle est souvent la cause des rhumatismes, du scorbut, du typhus et de ces dyssenteries terribles qui déciment les équipages dans certaines navigations.

On doit s'attacher aussi au renouvellement de l'air de la cale, soit par des ventilateurs, soit en y faisant arriver une eau pure, que l'on fait pomper ensuite. Les hommes trouveront d'abord que c'est les faire travailler inutilement, mais il vous rendront bientôt justice, quand il sauront à combien de maladies les émanations putrides de l'air vicié de la cale peuvent donner naissance pendant une longue traversée, ou du moins, de combien de maux ces émanations peuvent hâter ou favoriser le développement.

Il est un autre soin que l'on doit prendre à la mer, au moins deux fois par mois, précaution dont on se trouvera bien, je puis l'assurer : c'est de faire mettre à l'air, par un beau jour, le coffre des hommes, leurs lits, etc., et pendant qu'on expose ces objets au soleil et à l'air pur, on lave les logements, soit à l'avant, soit à l'arrière, avec le chlorure de chaux. Si les courants d'air ne suffisent pas pour sécher, on fera allumer des feux ; la surveillance d'un officier préviendra tout accident. Je me suis convaincu des avantages de ces lavages et de ces feux, dans les mers du Sud, après les gros temps, les coups de cape, etc., et alors que le travail de la pêche mettait les hommes et le navire dans des conditions peu favorables à la santé.

Tous les capitaines savent que les conditions de l'atmosphère ne sont pas les mêmes sous toutes les latitudes. Leur expérience leur suggérera les moyens à employer, surtout dans les parages où des nuits froides et humides succèdent à des journées brûlantes.

DES VÊTEMENTS.

Tous les marins savent combien les vêtements de laine sont utiles à bord, mais comme ils ne sont pas tenus par un règlement d'en embarquer telle ou telle quantité, ils négligent souvent de se munir même du nécessaire. Ainsi les uns préfèrent dépenser leur argent en débauches, plutôt que d'acheter un lit, ou un habillement de rechange. D'autres, chargés d'une nombreuse famille, laissent à leur femme, leur père ou leurs enfants, ce qu'ils auraient dépensé pour eux. Leur but est louable sans doute, mais ils nuisent aux leurs en se nuisant à eux-mêmes.

J'ai vu des hommes porter dans leur cabane un peu de paille qui leur servait de lit, et se coucher sans couverture, souvent même sans un paletot. D'autres n'ont pas assez de linges pour se tenir propres et changer quand ils sont mouillés par la sueur ou par la pluie. Dans certains parages, on voit les matelots chercher à se rapprocher continuellement de la cuisine pour se rechauffer, parce que leurs vêtements usés ou trop légers ne suffisent pas pour les garantir du froid. On ne peut sans doute invoquer pour la marine marchande les règlements qui régissent la marine militaire ; mais en engageant un équipage, les capitaines devraient exiger que chaque homme embarquât un matelas, deux couvertures et un hamac, si le logement n'est pas distribué en couchettes. Ils doivent même passer l'inspection du coffre, afin de s'assurer qu'il renferme les vêtements de laine, de toile, etc., qui sont nécessaires et dont nous parlerons plus bas.

L'eau de mer n'étant guère propre au lavage, malgré tous les savons que l'on a faits pour l'utiliser, il n'en convient pas moins que les hommes se tiennent proprement, et quoiqu'il faille économiser l'eau douce, les capitaines ne doivent pas refuser d'en fournir, une fois au moins tous les 15 jours, pour le lavage, s'ils ne veulent tomber dans un grave inconvénient en cherchant à en éviter un autre.

Il existe aujourd'hui un appareil dont plusieurs navires sont pourvus, et qui mettra désormais à l'abri des souffrances et du malaise occasionnés par le manque d'eau. Cet appareil est attenant à la cuisine, et tout en chauffant pour le dîner de l'équipage, on distille l'eau de mer qu'on a su rendre potable. Cependant il faut attendre le résultat de nouvelles expériences avant de se prononcer. Espérons toutefois que nous serons assez heureux pour proclamer un succès incontestable. En attendant que tous les navires soient munis de cet appareil, on peut se procurer de l'eau propre aux lavages, en remplissant des bariques vides pendant les orages, les fortes pluies. On ne peut se faire une idée de l'insouciance et de l'apathie de certains hommes pour leur tenue. On ne doit pas viser à l'élégance sans doute, mais avec le nécessaire, ils seront à l'abri du froid, de l'humidité; ils pourront changer de linge au besoin, et se diriger dans leur habillement selon les circonstances et les latitudes où ils se trouveront. Avec la propreté, ils éviteront une foule de maladies de la peau auxquelles les matelots malpropres sont toujours exposés, surtout à bord des navires où le travail est pénible et le logement étroit.

C'est ici le lieu de rappeler que lorsqu'on a fait changer de linge, on ne doit pas permettre aux hommes de laisser leurs vêtements mouillés entassés dans un sac, dans leur logement. Rien n'est plus pernicieux pour eux; ils doivent les déposer dans une baille sur le pont, ou les mettre immédiatement à sécher.

Quand on relâche ou qu'on est arrivé à

une destination, il faut profiter du séjour pour faire laver tout le linge; car alors, si la traversée est favorisée, on n'a quelquefois besoin que d'un lavage. On devrait lessiver le linge au moins une ou deux fois dans les longs voyages, les stations pour les pêches, etc. La coiffure des hommes est choisie par eux assez commode et assez salutaire pour que nous ne nous y arrêtions pas. Le chapeau de paille avec la chaleur, le chapeau ciré et le manteau goudronné pour la pluie, la casquette en laine pour les temps ordinaires, pour la nuit surtout, tel est le mode de coiffure le plus usité parmi les marins. Le plus commode pour eux serait le berret basque qui réunit en même temps toutes les conditions d'utilité hygiénique.

Les marins peuvent rester pieds nus sur le pont pendant la journée, quand l'humidité ne règne pas à bord; mais la nuit, le matin après le lavage du pont, et quand les brumes et les coups de mer pénètrent tout d'une humidité malsaine, ils doivent être chaussés de bons souliers, pour se préserver de l'influence pernicieuse de cette humidité.

Les douleurs rhumatismales, les catarrhes, les fluxions, la dyssenterie même peuvent être la suite de cette négligence ; aussi pensons-nous que cette recommandation ne sera pas perdue de vue.

En résumé, des vêtements de laine et de toile, suivant la longueur du voyage et les climats où il va se trouver ; un bon paletot, quelques chemises de coton (1), des caleçons de laine, deux cravates de laine aussi, des bas, des mitaines de même étoffe pour les froids, surtout pour les na-

(1) On a cru que les chemises de coton en couleur étaient moins faciles à salir et avaient besoin de lavages moins fréquemment. C'est une erreur ; la saleté peut être moins apparente, mais on doit les laver comme les autres.

vigations dans les mers du Nord ; plusieurs paires de souliers , tels sont les objets indispensables à un matelot à bord. N'oublions pas la vareuse, si précieuse pour garantir de la saleté les vêtements que l'on porte. Les officiers doivent veiller sévèrement à la propreté, et empêcher que les équipages vendent leurs effets, ce que beaucoup font souvent dans l'unique but de se procurer des plaisirs pour la plupart nuisibles.

On doit aussi profiter de la chaleur, des beaux temps, pour faire baigner les hommes ; une grande baille, ou une cuve en bois suffit pour tout l'équipage. Ces bains font le plus grand bien aux matelots, et ils s'en aperçoivent bien vite eux-mêmes. Quelquefois ils s'amusent à s'arroser à plein sceau ; ce jeu ne peut leur nuire tant qu'ils le feront paisiblement; s'ils venaient à se jeter l'eau de loin, il faudrait le leur défendre de peur que le contenant suivant le contenu, il ne survint des discussions et surtout des contusions ou des blessures.

Je me serais beaucoup plus étendu sur ce chapitre, mais il suffit d'indiquer les choses les plus nécessaires sans nous arrêter à des considérations qui mèneraient trop loin, et qui seraient inutiles à tout autre qu'à des médecins.

ALIMENTS.

C'est ici une des questions hygiéniques les plus importantes, car les affections du tube digestif, les maladies générales, le scorbut, la dyssenterie, etc., sont presque toujours la conséquence inévitable d'une alimentation altérée, insuffisante ou mal dirigée.

La nourriture des équipages consiste généralement en salaisons et légumes secs. Un peu de vin, de l'eau-de-vie, complète leur régime.

Les viandes salées ne nuisent pas précisément parce qu'elles sont salées, mais par leur défaut d'assimilation. Desséchées, privées de gélatine, elles sont peu réparatrices, échauffantes, et finissent par altérer la santé, si on en fait un usage continuel. Encore faut-il que les salaisons soient de bonne qualité. Souvent il arrive que dans un long voyage on trouve des barils de salaison dont l'aspect seul indique la mauvaise qualité, et que la nécessité oblige cependant de consommer. Une pareille alimentation ne peut, on le sent très bien, que faire du mal aux hommes réduits à cette extrémité.

Le biscuit quelquefois bien préparé peut en contenir du mauvais mélangé par la cupidité des fournisseurs, qui ne cherchent que leurs intérêts sans penser aux hommes à qui leur pain sera distribué.

Il peut en être de même pour la viande, la farine, les légumes, tels que fèves, pois, haricots. Aussi un capitaine doit-il inspecter chaque espèce de vivres qu'il embarque et refuser impitoyablement ce qui n'est pas de bonne qualité. L'habitude le lui fera distinguer facilement. Il faut choisir un temps sec et beau, pour embarquer et faire sécher les soutes avant d'y rien renfermer.

Le biscuit doit être cuit récemment, sonore, d'une couleur jaune, belle ; il doit casser nettement, être brillant, et gonfler considérablement dans l'eau sans gagner le fond. Pour le conserver, on le place dans des boucauts (barriques) bien secs, qu'on ne laisse pas exposés à l'humidité, sans quoi le biscuit moisirait promptement. Les caisses en fer seraient préférables, mais on n'a pas ici les mêmes commodités qu'à bord des bâtiments de l'état.

La farine de froment est celle qu'on embarque le plus fréquemment, nous pourrions même dire toujours. La fécule qu'elle contient la rend très avantageuse à bord, aussi doit-on tenir à la conserver bien saine. On doit la choisir récente et sèche; chercher à reconnaître, si l'on peut, qu'aucun baril n'en contient de sophistiquée (1), et la placer non-seulement à l'abri de l'humidité du bord, mais encore dans des barils bien fermés, et bien secs, sans quoi elle se gâterait immédiatement.

Quand aux viandes salées, on doit les tenir toujours dans la saumure, et mettre chaque soir à tremper, dans un charnier ad-hoc, la viande qui doit servir à la consommation du lendemain. Elle devient ainsi moins coriace, et perd une partie de son sel. Mise dans la chaudière, il faut la remuer souvent, et surtout la rendre aussi agréable que possible par une cuisson longue et graduée.

(1) On peut la sophistiquer avec de la chaux, du plâtre, de la céruse, de l'alun, etc. On peut le reconnaître par le lavage, ou en soumettant la dissolution aux réactifs chimiques.

La viande de porc est de beaucoup supérieure à celle de bœuf, et le mélange de
ces deux qualités pour la ration des hommes, ne doit jamais être oublié.

Les viandes salées doivent être exami-
nées soigneusement avant le départ, et
plusieurs fois pendant les traversées, car il
arrive que des barils laissent échapper la
saumure et dès lors la viande qu'ils renferment se corrompt promptement, et l'on
ne peut plus s'en servir. On conçoit combien il peut résulter d'accidents, si un
grand nombre de barils de salaisons se
perdent, sans qu'on puisse les remplacer.
C'est ce qui est arrivé à plusieurs navires,
ayant des traversées de quatre, cinq mois
et quelquefois plus. Sans doute, me dira
t-on, on a la prudence d'embarquer plus de
vivres qu'il n'en faudrait pour la traversée;
mais l'expérience est là; et soit que les
temps retiennent à la mer plus longtemps
que vous n'auriez jamais osé le penser,

soit que les salaisons privées de saumure se gâtent, il n'en est pas moins vrai que bien des navires se sont trouvés réduits au biscuit, alors que le travail et la mer, en fatiguant les hommes, auraient exigé une nourriture réparatrice et abondante. J'ai été moi-même témoin de ces calamités, non-seulement à bord d'un navire où j'étais embarqué, mais encore sur plusieurs autres bâtiments. Je ne crois donc pas inutile de recommander une vigilance et des soins dont plus d'une circonstance malheureuse ont fait sentir la nécessité.

Les légumes que l'on embarque, sont ordinairement les fèves, des *fayots* ou haricots, des pois. Les capitaines, les armateurs doivent bien s'assurer qu'ils sont de bonne qualité, et qu'aucun insecte ne les a privés de leur fécule. Comme toutes les autres provisions, ils doivent être renfermés dans des barils secs et très bien fermés.

Les fèves, a-t-on dit, sont plus faciles à digérer, parce qu'on les prive aisément de leur enveloppe extérieure. Je ne crois pas que les marins digèrent moins bien les haricots et les pois, lorsqu'ils sont bien cuits et assaisonnés convenablement.

Si la qualité des légumes n'est pas bonne, ils ne sont jamais bien cuits, quand on les laisserait une journée entière dans les chaudières, et ils deviennent par conséquent désagréables et de difficile digestion. On se trouve très bien de les laisser tremper une nuit avant de les mettre à cuire.

On doit quelquefois, pour varier, donner une purée de ces légumes, ce qui est très facile, très sain, si la qualité est bonne; les hommes eux-mêmes mangent la soupe avec plus de plaisir, lorsqu'on a cette attention, et certes ni la peine, ni la dépense ne peuvent faire balancer un seul instant à satisfaire un goût aussi simple. La viande cuite avec propreté et bien entourée de bon légumes fournit un mets assez salutaire et du goût des équipages; mais il faut surveiller le cuisinier.

La boisson ordinaire des matelots est l'eau pure; le quart de vin ou le boujarron d'eau-de-vie ne sont distribués qu'une fois le matin, et aux heures de repas. Il y a même des navires où l'on ne donne du vin ou de l'eau-de-vie aux équipages que dans les mauvais temps ou après un travail pénible, pour les animer et les encourager.

L'eau est généralement conservée dans des barriques; cependant elle peut se gâter si l'on ne prend toutes les précautions possibles. On doit préférer l'usage des caisses en tôle, sans doute, mais à bord des bâtiments du commerce, on ne peut sacrifier ainsi une grande partie de la cale, ou la désarrimer chaque fois qu'on aurait besoin d'eau. — Outre les pièces que l'on conserve dans la cale ou l'entre-pont (suivant les navires) on en a ordinairement une ou deux sur le pont, à demeure sur l'arrière ou au pied du grand mât, et c'est de là qu'on tire pour la consommation journalière. — Dans ces pièces, vulgairement appelées charniers, on peut mettre du sable fin, ou mieux des galets, et l'eau se conserve plus pure et plus agréable.

On pourrait avoir un filtre pour l'eau qui doit servir de boisson aux marins, et employer l'autre pour la cuisine.

Outre l'appareil embarqué sur plusieurs navires de l'état, ou baleiniers, pour rendre l'eau de mer potable ; un terrassier de Gratz, vient de faire à Trieste des expériences sur un nouveau mode de rendre l'eau de mer potable, agréable au goût, et propre à la cuisson de toute espèce de légumes. Si les expériences faites en mer, à bord de divers bâtiments, confirment les heureux résultats qui paraissent avoir été obtenus, on sera désormais à l'abri d'un des grands fléaux de la navigation, la disette d'eau. — Mais pour éviter également celle des vivres, nous renouvellerons notre recommandation de les visiter tous avant l'embarquement, d'en prendre plus qu'il n'en faudra, en cas de perte ou d'avarie d'une partie de ces vivres, et de les inspecter souvent pendant le voyage, afin de de s'assurer de leur état et de la quantité qui reste.

Il est peu de navires qui n'aient aujourd'hui des conserves d'Appert, cependant ces conserves ne sont pas toujours assez variées, assez abondantes pour remplir le but qu'on doit se proposer.

Les choucroûtes, les conserves de gélatine, des boîtes de sardines, du thon mariné, des anchois, et les fruits secs, tels que pruneaux, raisins, figues, dattes, sont autant de mets qui varient la monotonie du régime salé, et qui d'ailleurs sont salutaires aux hommes.

Les endaubages, peuvent par leurs propriétés plus ou moins nutritives balancer fortement l'action irritante et nuisible des salaisons. Ce qui les rend encore meilleures, c'est l'idée que tous les marins attachent à ce mot *viande fraîche*, et pour eux les endaubages, sont autant d'anti-scorbutiques renommés.

Ne serait-ce d'ailleurs que pour les malades, les convalescents, on doit embarquer ces approvisionnements, sans hésiter.

Les bouillons, les juliennes, un peu de viande etc., suffisent quelquefois pour rétablir des hommes qui n'avaient besoin que d'un changement de régime, et que l'alimentation salée aurait fini par rendre malades. Les armateurs eux-mêmes sentent trop la nécessité d'avoir les équipages bien portants pour refuser ces provisions aux capitaines, ou plutôt pour ne pas les leur offrir.

Le riz est un aliment sain, léger, agréable, et dont l'usage doit être recommandé. *Le pudding* espèce de pâte avec des raisins secs, des prunes, cuite convenablement, peut être donné avantageusement deux fois la semaine. On doit aussi avoir à bord de la volaille, quelques cochons, si on peut les parquer sur le pont, sans trop embarrasser le navire. Il est des capitaines qui gardent ces provisions-là pour eux et leurs officiers, et ne savent se priver de rien pour leur équipage. On ne vous a pas souvent plus de reconnaissance, il est vrai, car à bord, comme partout, il y a des hommes qui s'imaginent que tout leur est dû, mais on assure du moins le bien-être des matelots qui sont sous vos ordres, et il y en a parmi eux qui savent tenir compte de ce que leurs chefs font pour leur bien.

Quelques poules, une partie d'un cochon peuvent être distribués sans que les officiers se privent, et chacun sait combien une bonne soupe grasse, un peu de viande fraîche sont salutaires en mer.

Comme on le voit, les salaisons, soit en viande soit en poissons, les légumes, les endaubages, les fruits secs; de temps à autre, de la viande fraîche, si l'on a embarqué des animaux vivants, peuvent être mélangés de manière à être agréables aux équipages, et surtout à leur être salutaires, et à prévenir une foule de maladies qu'une alimentation salée continue, ou mal dirigée, peu engendrer dans les voyages de long cours.

Le beurre, le fromage de Hollande, les cornichons au vinaigre etc., sont autant d'accessoires qui ne peuvent qu'ajouter à la diversité des mets, et que l'on peut cependant bien conserver à bord.— On peut donner aussi alternativement du café ou du thé au beurre pour le déjeûner, les hommes font tremper leur biscuit et ce déjeûner agréable, confortable même, est loin de leur nuire.

Les œufs, qu'on peut conserver longtemps, fournissent un aliment très agréable, et on ne doit pas négliger d'en embarquer une certaine quantité.

Les capitaines doivent prendre aussi du chocolat, du tapioka, diverses fécules, afin de procurer aux malades, aux convalescents un régime léger et qui leur facilite la transition de la diète ou du mal, à un état meilleur, à une nourriture substantielle. — Si l'on relâche dans une île, une baie, un port, où l'on puisse se procurer des oranges, des pommes, des citrons, on fera bien d'en embarquer une bonne quantité; ces fruits acidulés, peuvent être d'un grand secours dans les latitudes chaudes, où l'appétit n'est plus le même, et où le moindre travail fatigue.

Nous conseillons fortement aux capitaines de donner à leurs équipages de la bière, que le cuisinier peut faire à bord.

Du houblon, de la mélasse, de la spruce, font une boisson légèrement amère et tonique, laissée 24 heures dans un baril, avant d'être touchée, elle fermente, et dès lors la bière est très bonne. Ses propriétés hygiéniques sont trop puissantes pour qu'on ne s'empresse d'en avoir à bord de tous les bâtiments. Les navires du midi ont plus de vin que ceux du nord, dira-t-on, et ces derniers ont fait la bière pour suppléer au vin. Il est cependant des bâtiments du nord qui ont le quart de vin, le boujarron d'eau-de-vie, comme ceux du midi ; mais dans l'intervalle des repas, quand les hommes ont chaud, et veulent se désaltérer, il est bien préférable de leur donner de la bière que de l'eau pure.

Après avoir parlé des diverses provisions que l'on doit embarquer, nous allons nous arrêter un peu sur la *pomme de terre*.

C'est le seul végétal qu'on puisse conserver, et le plus puissant anti-scorbutique qu'un navire possède. Comme aliment, on peut donner la pomme de terre seule ou avec la viande. Sa fécule est d'un bon goût, nutritive sous un petit volume et on peut la conserver presque des années entières. La pomme de terre a suffi souvent pour préserver un équipage du scorbut; quelquefois elle a fait cesser une épidémie commençante; son usage, joint aux précautions hygiéniques que nous avons recommandées, et aidé de quelques autres fécules ou aliments doux et réparateurs, met d'une manière sûre à l'abri du scorbut; fléau si terrible dans de longues traversées. On choisit les pommes de terre que l'on doit prendre, on fait préparer deux grandes soutes bien sechées, et bien propres, et en fesant arriver un air sec et pur dans ces soutes, il est très rare que les pommes de terre se moisissent. On peut du reste les exposer quelquefois au soleil sur le pont, et jeter alors celles qui pourraient gâter les autres. D'ailleurs, on rencontre assez fréquemment des bâtiments Américains, et ceux-ci ont toujours des pommes de terre de bonne et belle qualité.

Ainsi donc en nous résumant ;

Le café, le thé, le beurre, le fromage peuvent faire le déjeuner à bord des navires ; quelquefois, par luxe, ils servent au dessert.

La viande salée bien préparée, entourée de légumes secs, de pommes de terre, et le pudding, le riz, la purée de légumes forment une nourriture assez variée et assez salutaire.

Les endaubages se donnent de temps en temps, le dimanche, les fêtes, les jours de repos. Quand on peut donner de la volaille, du cochon ou toute autre viande fraîche, on ne doit pas hésiter. Les animaux tués à bord par un coup de mer, noyés dans les cages à poule, ou sur le pont, peuvent être mangés sans crainte, ils ne feront point de mal.

Les juliennes, les bouillons, le chocolat ;

les fécules, et quelques bouteilles de bon vin seront réservés aux malades, et aux convalescents. Ce n'est qu'en combinant tous ces moyens d'alimentation qu'un capitaine pourra espérer de conserver la santé de son équipage. — Dans les pays chauds, les rations sont plus que suffisantes; mais dans les latitudes froides, en hiver, l'appétit augmente, la ration ne suffit pas. Il ne faut pas refuser alors de donner davantage. Lorsque les nuits sont très froides et orageuses, on se trouve très bien de faire donner aux deux bordées qui font le quart de nuit, du thé chaud, avec un boujarron d'eau-de-vie. — Nous avons pensé qu'on donne à bord de tous les navires, du pain frais de temps à autre, et nous ne nous y sommes pas arrêté. Ce serait une recommandation inutile.

DU TRAVAIL, DES MANŒUVRES ET DES CARGAISONS.

Le travail est à peu près le même sur tous les navires ; les heures de quart sont partagées de manière que, dans les temps ordinaires, chaque homme ait 12 heures de veille, et 12 heures de repos.— Les fatigues varient aussi suivant le temps, et suivant le nombre d'hommes qui compose un équipage. — Souvent l'équipage n'est pas assez nombreux ; d'autres fois les malades privent le travail et les manœuvres de bras nécessaires, et à la mer tout retombe sur les biens portans.

Dans les mauvais temps, les hommes de quart ne suffisant pas toujours pour prendre des ris, carguer et serrer promptement, on est obligé alors de faire monter sur le pont, en sursaut, ceux qui se reposaient dans leurs lits, d'où ils sortent chauds et et en moiteur. Quelquefois la circonstance ne veut pas une minute de retard ; souvent aussi les officiers sont trop sévères et ne donnent pas aux matelots le temps de se couvrir ; il vaut mieux s'y prendre à l'avance, quand on peut. S'exposant de suite au vent, à la pluie, au froid, on conçoit combien de maladies peuvent trouver leur source dans cette transition brusque de température.

Il peut arriver que des hommes, sans être malades, ne soient pas bien disposés ; au lieu de les forcer au travail, on doit prendre leur état en considération, les employer à des choses peu pénibles, et ne pas s'exposer à se priver d'eux pendant longtemps, lorsque 24 heures auraient suffi pour les rétablir.

Dans les latitudes froides, dans les temps pluvieux, le service de la barre est très pénible. Il ne faut pas y laisser longtemps le même homme ; il vaut mieux l'y faire revenir une, deux fois, si c'est nécessaire, afin qu'il puisse se réchauffer en marchant, ou en s'occupant à un autre travail. Il faut en faire autant de la vigie.

Les manœuvres sont souvent la cause d'accidents très graves, par l'imprudence des hommes ou l'inexpérience des novices, des mousses; il appartient aux officiers de bien veiller à tout, et de s'assurer souvent que toutes les manœuvres (cordes), les poulies, les palans etc. sont en bon état.

Il n'est pas de capitaine qui n'ait été témoin d'accidents occasionnés par ces objets.

La manœuvre du mouillage est souvent funeste aux hommes, et quelquefois aux navires engagés dans une mauvaise position, si l'officier qui veille devant, ne fait tout parer avec ordre et célérité; la chaîne peut être engagée; les poids de l'ancre l'entraînant, elle peut briser divers objets et blesser de ces éclats les hommes qui se trouvent auprès. La jambe de quelqu'un peut se trouver prise dans un tour-mort de la chaîne, ou du grelin ; et si le membre n'est pas détaché par le frottement et cette force, le corps est entraîné contre l'écubier où l'homme peut-être broyé. J'ai vu plusieurs accidents de ce genre, et les conséquences qu'ils entraînent ne sauraient trop recommander la prudence et la vigilance des chefs, puisque souvent un tel accident empêchant l'ancre de tomber assez vite ou de tenir, le navire ne peut éviter de talonner.

Lorsqu'on fait serrer les focs avec un coup de vent, il faut aussi bien veiller et pouvoir compter sur les hommes qu'on envoie.

Le chargement et le déchargement exigent qu'on entretienne soigneusement les appareils dont on doit se servir. Des blessures graves, quelquefois la mort peuvent être la suite de cette négligence.

Quant aux cargaisons, nous nous en rapporterons au jugement des capitaines pour modifier le régime, et le travail, suivant les qualités plus ou moins nuisibles des objets ou marchandises entassées dans la cale et l'entrepont ; les émanations de ces diverses marchandises ne peuvent que vicier l'air de l'intérieur du navire, et par conséquent nuire à la santé des équipages.

La constitution physique et atmosphérique des pays où l'on charge, doit diriger un capitaine dans la distribution du travail et des heures de repos qu'il doit donner à ses hommes. Il lui sera toujours préférable de voir tout son monde bien portant à bord, que d'en laisser en arrière, alors qu'il ne trouve pas toujours à les remplacer. On sent du reste cette nécessité, quand on est en mer, dans les temps où les manœuvres sont fréquentes et pénibles, et où la sûreté du navire dépend de la promptitude d'action.

Il est des parages où les navires ne peuvent charger que sous voiles ; on doit tenir compte aux équipages de la fatigue que cette manière de charger leur occasionne, mais comme il faut se hâter de profiter du temps, nous croyons qu'il serait utile de dédommager les hommes par une nourriture meilleure et plus abondante.

Ce ne serait qu'une attention qu'ils sauraient bien apprécier et qui ranimerait leurs forces.

Comme on vient de le voir par les quelques pages qui précèdent, les règles de l'hygiène ne sont pas difficiles à observer à bord des bâtiments marchands. Elles sont si simples qu'on ne saurait concevoir la mauvaise volonté des équipages, si les chefs donnent l'exemple.

Je n'ai pu entrer dans de grandes considérations sur l'air, les vêtements, la nourriture et le travail, dans la crainte de nous engager dans des théories et des discussions, que le but de cet ouvrage ne permet pas. Cependant j'ai tâché de réunir ce qui m'a paru le plus indispensable à la conservation des hommes à la mer. Les capitaines suppléeront facilement par l'expérience, et la connaissance ou même l'aspect seul des lieux où ils se trouveront, aux détails que je n'ai pu donner moi-même. Il y a cependant encore quelques remarques à faire. Si le matelot des classes n'est pas soumis aux maladies morales qui assiégent ordinairement le marin de conscription, il n'est pas néammoins à l'abri de toutes ; ainsi il arrive quelquefois que parmi l'équipage, il se trouve un homme pour qui une femme, des enfants laissés à terre sont un objet de sollicitude, disons mieux d'inquiètudes continuelles. Quelque mauvais plaisant, comme il s'en trouve partout, au lieu de respecter ce brave homme, s'amusera de ses tourments, excitera ses craintes, sa jalousie même, et à force de sarcasmes et de mauvaises farces, il finit par rendre malade un de vos meilleurs matelots.

J'ai été témoin deux fois des conséquences funestes de ces plaisanteries. L'un des hommes que j'ai vu, basque d'origine, excellent matelot, nouvellement marié, regrettait sa jeune femme au point de pleurer quelquefois. Plusieurs de ses camarades l'excitèrent tellement, qu'il devint maniaque, refusa de prendre aucune nourriture, et dans un de ses accès, se jeta à la mer d'où on ne put le sauver. Chez l'autre, homme fort et robuste, une mélancolie profonde fit de tels ravages qu'en peu de temps il succomba; c'eût été cependant un excellent maître d'équipage. D'ailleurs ne serait-ce que pour leur esprit d'insubordination, de désordre, et de jalousie de ce qu'ils ne peuvent pas être, il faut toujours se méfier de ces bouffons de gaillard d'avant qui ne respectent rien, et à qui il faut une victime. Quelquefois ce sont de jeunes novices, des mousses qui servent de but à celui qui, secrètement, veut s'ériger en maître sur eux.

Les mousses doivent toujours être bien surveillés ; car chez eux le vice finirait par l'emporter : il ne faut pas pour cela les frapper souvent, à tour de bras, les drôles s'y habituent ; ce n'est plus une punition pour eux, et cette manière de les corriger peut leur être fort nuisible.

Pendant les relâches, il faut aussi bien surveiller les hommes dans certains pays, où on ne craint pas les exciter à boire, soit pour les engager à la désertion, soit pour les voler facilement quand ils sont dans un état d'ivresse. J'ai vu (et plusieurs capitaines m'ont assuré le même fait) des hommes battus, maltraités, passer des nuits sur le bord de la mer ; exposés à l'air froid et humide, sans avoir un lieu pour s'abriter. Le lendemain ces hommes revenaient malades, et se trouvaient dans l'impossibilité de travailler, même pendant assez long-temps.

Il faut aussi, quelques jours avant de quitter une rade, un port, consigner les hommes afin de s'assurer de l'état sanitaire du bord. On peut également embarquer, pendant qu'on les retient tous, quelques-unes des provisions qu'on peut renouveler dans le port où on se trouve, et dont on aura besoin, si l'on est contrarié dans la traversée.

Dans les long voyages, avec beaucoup de calmes, les hommes les plus habitués à la mer s'ennuient, se laissent abattre; et ce découragement peut exercer une grande influence sur la santé des équipages. Un grand moyen de les distraire, et même de les égayer, c'est la musique, le chant; la danse. Il est rare que parmi les hommes d'un équipage, il n'y en ait pas un qui ne joue plus ou moins bien de quelque instrument. On leur donne un repas un peu copieux; on les engage à danser, à chanter; souvent ils entonnent en chœur les chansons de leur patrie, dans leur idiôme, et ces chants, quoique monotones, leur rappellent des 'souvenirs qui absorbent toute leur pensée, et relèvent leur courage abattu. L'espoir renaît en eux, et chaque souffle de la brise dans les voiles augmente une espérance que le chef doit entretenir. Nous ne saurions trop recommander d'égayer les équipages, de les exciter à danser, à chanter ; quand même la cambuse devrait être le principal instrument de cette joie.

Les marins sont plus sensibles qu'on ne croit à l'harmonie ; ils sont, il est vrai, moins difficiles, mais tous ceux qui les connaissent, qui ont pu les étudier, ne nieront pas l'influence heureuse des chants, de la danse, de la musique sur les hommes qu'une longue traversée fatigue, et que des calmes prolongés sous des latitudes brûlantes finissent par abattre. Je crois qu'on peut mettre ce moyen au nombre des meilleurs anti-scorbutiques et des plus puissants hygiéniques.

Les officiers, les passagers s'ennuient

beaucoup moins, parce qu'ils ont des livres qui les amusent ou les instruisent; il n'est pas mauvais cependant qu'ils participent à la joie de l'équipage, car le plus heureux caractère s'aigrit à la mer, quand le temps contrarie une traversée déjà assez longue par elle-même.

THÉRAPEUTIQUE.

—

S'il est facile d'indiquer les ressources que l'hygiène peut fournir aux capitaines et aux officiers de la marine du commerce, pour la conservation de leurs équipages, il n'en est pas de même pour la thérapeutique que l'on doit employer à bord, car les études du médecin et celles des officiers de la marine sont bien différentes. Cependant l'habitude de l'observation et le raisonnement les guideront auprès des malades; et je pense qu'en développant bien chacune des maladies qui se présentent le plus fréquemment à bord des navires, on reconnaîtra aisément le mal qu'il faudra combattre, et on n'aura plus qu'à appliquer la médication réclamée par la maladie reconnue. Il y a sans doute une foule de modifications qui ne peuvent être bien saisies que par un médecin ; mais heureusement les maladies qui en offrent le moins sont aussi les plus fréquentes; je veux parler des accidents chirurgicaux; tels que plaies, fractures, luxations, etc., et de quelques maladies dont les caractères sont à peu-près invariables, typhus, scorbut, etc.

Avant de passer à la description des maladies, il ne faut pas oublier de dire quelques mots sur le lieu le plus convenable pour les malades à bord d'un bâtiment marchand, et sur la manière dont on doit les soigner.

Généralement, quand un homme est malade, on le laisse dans le logement, à l'avant, avec les autres matelots. L'entrepont, n'offre pas d'autres places, souvent même il n'y a qu'une vaste cale.

Si un homme n'a qu'une indisposition, ou une blessure qui n'exige pas le repos absolu, on peut sans doute le laisser sans inconvénient dans sa cabane ou son hamac. Mais s'il est atteint d'une maladie grave ; s'il a une blessure qui le condamne à l'i-naction, au lit, il ne faut pas craindre de le faire porter derrière, dans la chambre ou dans une des cabines de la dunette. C'est un devoir que la responsabilité du chef, et l'humanité commandent.

A l'avant, le logement est trop près de l'étrave pour que les coups de tangage par une grosse mer ne nuisent pas essentiellement aux conditions de repos ou même d'immobilité exigées par la maladie; on est souvent obligé de fermer le capot, pour éviter les coups de mer, et dès lors c'est un inconvénient de plus. A ces désavantages il faut ajouter, le bruit que font les autres hommes, à toute heure du jour et de la nuit ; et la difficulté de surveiller un malade, à qui ses camarades peuvent faire commettre des imprudences.

Derrière, au contraire, peu de bruit, plus de vigilance sans dérangement, plus de soins, et une couche plus agréable, moins fatigante, plus aérée, et près de laquelle il y a toujours quelqu'un. Encore faut-il choisir la cabane qui se rapproche le plus du centre du navire. Par un beau temps, et pour nettoyer la chambre où vous avez déposé un malade, il faut porter un matelas sur l'avant du grand-mât ; avec une voile on fait une tente, et les hommes malades ou convalescents profitent ainsi d'une belle journée chaude et gaie.

Quant à la préparation des médicaments, elle doit se faire sous les yeux du chef, avec une scrupuleuse attention, soit pour la qualité, soit pour la quantité. Si on met un homme près d'un malade, il faut veiller à ce qu'il exécute ponctuellement les ordres qu'on lui donne, et surtout qu'il ne cède pas aux désirs, aux caprices de celui dont il est chargé. Je crois, du reste, que l'on doit donner le moins possible de médicaments, et qu'il serait plus avantageux d'embarquer les remèdes tout prêts à être administrés, ou du moins divisés par doses, si l'on craint qu'ils se gâtent.

La convalescence exige beaucoup de soins et de prévenances; et souvent un malade rechute, parce qu'il a négligé les précautions que lui commandaient la prudence et ses souffrances antérieures. On remet généralement trop vite les convalescents au régime du bord; il semble que dès qu'ils peuvent marcher, ils doivent reprendre le travail, et revenir à la gamelle. Sans doute, il y a des paresseux qui prendraient bien des fois cette excuse, mais on ne peut se tromper quand un matelot est véritablement malade, et autant les premiers méritent d'être excités, autant le second mérite des égards. Il n'est pas difficile à un capitaine de reconnaître bientôt à la mer les hommes laborieux et sages; et dès lors il fait à chacun la part qu'il mérite.

Comme les aliments donnés aux convalescents ne sont pas les mêmes que ceux de l'équipage, il faut exiger du cuisinier une attention particulière pour leur préparation. Il n'est pas trop pénible pour l'officier de quart de jeter un coup d'œil lui-même, de temps en temps, afin de s'assurer qu'on remplit le but qu'on se propose.

Parmi les convalescents, il en est qu'on peut employer à un travail peu fatiguant, surtout dans les beaux jours; les uns font avec plaisir quelques heures de barre, d'autres raccomodent des voiles sur le pont, s'amusent à nettoyer le cuivre qui se trouve à leur portée, larguent les manœuvres dans les évolutions, etc. Il est vrai qu'on ne peut exiger d'eux ce service, la nuit, dans les temps orageux, humides, quand la mer très grosse et les coups de vent obligent à mettre à la cape; mais comme ils restent toute la journée sur le pont, on les emploie à bien des occupations légères, ce qui permet aux hommes bien portants de se reposer davantage dans la journée. Une chose que l'on doit éviter, si l'on ne veut exposer les malades à de graves inconvénients; c'est de laisser vendre ou donner par quelqu'un sa ration d'eau-de-vie ou de vin à un malade, même à un convalescent. On ne peut se faire une idée du danger qui menacerait un homme trompant votre vigilance, dans les cas de maladies vénériennes, d'inflamation de l'estomac ou du tube digestif tout entier, etc. Ces détails paraîtront d'abord ennuyeux, mais en se donnant la peine d'y réfléchir, on ne les jugera pas inutiles, surtout si l'on tient à ses hommes (1). Toujours est-

(1) Pour apporter quelques chevaux d'un port des côtes d'Afrique, à un autre, on embarque un médecin vétérinaire (n'y aurait-il que quatre ou cinq bêtes), et l'on voit souvent partir des navires de 400 à 500 tonneaux pour de très

il, que l'expérience de chaque jour, vient confirmer ce que j'avance, et que l'on reviendra, il faut l'espérer, sur l'ordonnance du 4 août 1819. Le gouvernement est aussi intéressé que les capitaines à faire soigner les marins du commerce comme ceux de l'état, car c'est de la marine marchande que les bâtiments de guerre tirent leurs meilleurs hommes.

Les armateurs croient agir dans leurs intérêts, en réduisant le plus possible le nombre d'hommes d'un équipage, en donnant tout juste au capitaine ce qu'il faut pour soigner ces quelques hommes ; mais ils ne pensent pas alors que si malheureusement il y a plusieurs blessés ou malades à la mer, le navire ne peut être manœuvré aussi facilement, et de ce manque de bras résultent des avaries, des retards, des

longs voyages, sans avoir, pour 18 ou 20 hommes, non-seulement un officier de santé, mais pas même une instruction médicale suffisante.

pertes pour la marchandise, heureux encore quand le salut du navire n'est pas gravement compromis.

Il faut donc en appeler aux assureurs maritimes, qui comprendront facilement, que si d'un bon gréement, de bonnes chaînes et d'ancres bien fortes, dépendent la solidité de la mâture, la facilité de la manœuvre, et les chances de salut d'un bâtiment ; de la santé des hommes aussi, dépendent souvent la célérité du voyage, le moyen d'éviter des avaries, et quelquefois même la conservation du navire. Il serait bien pénible de ne compter que sur l'appel fait aux intérêts, et de penser que la voix de l'humanité n'a pas accès dans le commerce. Cependant les matelots ne sont pas déjà si heureux, pour ne pas remédier autant que possible aux accidents nombreux qui les menacent sans cesse.

Le hamac et la couchette suffisent dans la plupart des cas, cependant le lit le plus commode pour les malades est le cadre suspendu.

Il réunit les avantages du hamac, quant à sa mobilité, pour le roulis et le tangage, et en évite les inconvénients, puisqu'on peut mettre un, et même deux matelas dans le cadre, et qu'il ne se replie pas sur lui-même. D'ailleurs la facilité qu'il offre d'être transporté et suspendu sur le pont, doit le faire adopter à bord de tous les navires.

Quant au coffre de médicaments, dont nous parlerons plus bas, il doit être à l'abri des coups de mer, qui pénètrent quelquefois pas le dôme ou la claire-voie de la chambre, et soutenu par de fort taquets qui le fassent résister aux plus violents coups de roulis (1).

(1) J'ai vu plusieurs chirurgiens privés d'une partie de leurs médicaments, par des accidents que la mer ou les mouvements des navires occasionnaient à leur coffre de médicaments.

Au lieu de nous arrêter aux détails de chacune des maladies qu'on observe à terre, nous nous bornerons à parler de celles qui se présentent le plus souvent à bord, et pour lesquelles les capitaines et les officiers du commerce ont besoin de conseils.

Nous diviserons les maladies les plus fréquentes à bord, en maladies internes, et maladies externes; dans la première division on doit ranger : *Les maladies du tube digestif, du système biliaire, les affections de poitrine, catharre, pleurésie, pneumonie, les maladies des bronches, les affections du cœur, des artères, des veines, les maladies du cerveau, des nerfs, des yeux, des oreilles, et les maladies de la peau, les rhumatismes, les maladies des organes genito-urinaires, les fièvres, le typhus, la fièvre-jaune, la peste, le scorbut, la syphilis, enfin l'asphyxie par submersion.*

Les maladies externes, ainsi appelées,

parce qu'elles réclament un traitement chirurgical, externe, et qu'elles n'ont souvent d'autres moyens de guérison que les opérations, comprennent:

Les tumeurs, les ulcères, les hernies, les plaies de tout genre, les entorses, les luxations, les fractures, les maladies des dents, etc.

Nous dirons aussi quelques mots sur les opérations les plus simples, qu'il est si utile de connaître, quand on n'a pas de chirurgien, et pour lesquelles il ne faudra pas des connaissances anatomiques

La plupart des maux qui viennent assaillir l'homme de mer, a dit Forget, sont des phlegmasies, dont la violence constitue la gravité, aussi peut-on dire que la constitution de l'homme de mer est éminemment inflammatoire.

D'après cela, on conçoit que les maladies du tube digestif soient si fréquentes, si graves et passent souvent à l'état chronique, puisque l'alimentation salée, l'usage du tabac, de l'eau-de-vie, et surtout le caractère intempérant du matelot, sont autant de causes puissantes d'irritation sur la muqueuse gastro-intestinale; aussi est-il rare, dans un équipage un peu nombreux de ne pas recontrer les différentes affections du tube digestif, depuis la simple irritation de la bouche ou du gosier, jusqu'à l'inflammation sur-aiguë de l'estomac et des intestins. Ces affections sont cependant moins dangereuses chez l'homme de mer, par la force de constitution dont il est doué et par l'énergie que l'exercice donne à tous ses organes. Il faut néanmoins y faire bien attention et les arrêter dès qu'on en sera prévenu.

D'après ce que nous venons de dire, l'état de la bouche coïncide généralement avec l'état pathologique (1) de l'estomac,

____

(1) Maladif.

des intestins. L'estomac peut être ce qu'on appelle *embarrassé* (embarras-gastrique), ou bien il peut exister une inflammation aiguë ou chronique de cet organe, ce qui constitue la gastrique aiguë ou chronique; souvent cette inflammation de l'estomac s'accompagne d'une pareille maladie des intestins grêles; de là le nom d'entérite (inflammation des intestins grêles), de gastro-entérite (inflammation de l'estomac et des intestins-grêles). Les coliques, les diarrhées, la dyssenterie, sont des maladies intestinales. Nous allons dire quelques mots de chacunes de ces affections, qui avec les accidents chirurgicaux, se partagent à peu près la pathologie maritime.

EMBARRAS GASTRIQUE.

Divisé en stomacal, et intestinal. — Quand il y a embarras d'estomac, le malade se plaint de mal de tête plus ou moins violent; il n'a plus d'appétit; la bouche est amère, pâteuse ; la langue recouverte d'un enduit blanc, jaunâtre ; il a des rapports aigres, des nausées (envies de vomir); il est pâle, éprouve une lassitude spontanée.

Quand l'embarras intestinal existe, le ventre est tendu, empâté, il y a des borborygmes, des douleurs vagues dans l'abdomen (1), un mouvement de fièvre, principalement vers le soir.

L'alimentation, le régime du bord, quelquefois le changement d'habitudes, pendant les premiers temps, sont la cause principale de ce malaise momentané; mais quand à ces causes se joint l'influence d'une constitution froide et humide de l'atmosphère, l'embarras gastrique atteint beaucoup de monde, et prive un navire de bras nécessaires. Aussi ne faut-il pas attendre que les malades souffrent beaucoup,

(1) Abdomen, ventre. Abdominal, du ventre.

pour les soigner (encore à demi). Cette imprudence est cause de la fréquence des maladies chroniques du tube digestif.

Dans le commencement; la diète, le repos, et un peu de tisanne d'orge ou de riz suffisent pour dissiper le malaise. Cependant il faut quelquefois agir vigoureusement sur ces estomacs robustes et énergiques. Le laxatifs sont utiles; on peut mettre dans la tisanne d'orge, de mauve, etc., une petite pincée de crême de tartre; donner de la manne, du séné, l'huile de Ricin (1). Si le pouls est lent, mou, la peau fraîche, la langue sans rougeur, l'émétique doit être employé de préférence à tout autre vomitif. Néanmoins il faut bien faire attention à l'état général du malade, car si le pouls est plein, fort, la langue rouge à sa circonférence, et l'épigastre (estomac) dou-

(1) Nous indiquerons les doses et le mode d'administration des médicaments à la table générale, à la fin du volume.

loureux à la pression, il y a plutôt inflammation, que plénitude, et les adoucissants, les acidules, la diète, sont indiqués; ainsi au lieu de faire vomir le malade, au lieu de le purger, on lui fait prendre une tisane rafraîchissante, on lui donne un peu de riz bien cuit, et réduit presqu'à l'état de crême; de la limonade, du repos, et malgré sa répugannce, il faut l'obliger à prendre quelques lavements avec de la mauve, de la graine de lin bien bouillie, ou même quelquefois avec de l'eau de son.

Il arrive souvent que ces embarras gastriques sont comme épidémiques à bord, mais alors la cause est presque toute dans l'atmosphère, et tout en modifiant l'alimentation, il faut modifier aussi, soit le travail, soit la constitution atmosphérique. Il est souvent à bord des occupations qui ne fatiguent pas un homme, qui ne l'obligent par de marcher, de monter dans la mâture, et celles-là, on peut les confier à un de ces hommes indisposés souvent sans être malades. Mais nous répetèrons qu'il convient de ne pas négliger le commencement d'un mal qui précède de peu la gastrite, la *gastro-entérite*.

Les matelots sont exposés à des vomissements de sang, par la pression exercée sur l'épigastre quand ils prennent des ris, ou travaillent aux vergues, sur les marche-pieds ; pour larguer, serrer les voiles ; ou quand il changent le jeu pour enverguer et déverguer.

C'est surtout dans les mauvais temps, lorsqu'il faut prendre des ris avec célérité, et que peu d'hommes sont obligés d'être partout fréquemment. Cependant ce vomissement n'a rien de bien inquiétant, car la limonade froide ; l'eau d'orge ou de riz acidulée avec un peu d'acide tartrique, les applications froides sur l'estomac suffisent pour l'arrêter. Il ne faut pas confondre ce vomissement de sang avec celui qui vient du poumon. *L'hématemè-se* (1) donne un sang noirâtre, en caillots, non écumeux, elle n'est pas précédée de la toux. Si les moyens que nous avons indiqués ne suffisent pas, il faut appliquer des ventouses au creux même de l'estomac.

Heureusement l'habitude exempte fréquemment les marins de ce vomissement.

GASTRITE. — GASTRO-ENTÉRITE.

Les symptômes de la gastrite, sont presque les mêmes que ceux de l'embarras gastrique; car celui-ci n'est souvent que le prélude de l'inflammation de l'estomac; quelquefois même il n'est qu'une gastrite commençante (1). Je crois du reste que toutes ces divisions doivent être confondues, pour les hommes à qui je m'adresse, dans une seule maladie que je désignerai par le nom collectif de maladie gastro-in-

(1) Vomissement de sang venant de l'estomac.

testinale (*de l'estomac et des intestins*). Les symptômes sont à peu près les mêmes, et ils ne diffèrent que par leur intensité plus ou moins croissante.

Nous avons dit déjà en parlant des maladies du tube digestif, que l'alimentation, le genre de vie, les mœurs des marins étaient la principale cause de ces maladies; nous devons rappeler que l'influence atmosphérique joue aussi un très grand rôle. Ainsi sous l'influence des pays chauds, l'état bilieux prédomine; dans les maladies de l'estomac et des intestins; dans les pays froids, au contraire, ce sont les fièvres muqueuses.

Les symptômes de la gastrite (1) sont trop sensibles, même pour un homme étranger à la médecine, pour que nos lecteurs puissent ne pas s'y tromper. Ainsi, le dégoût

(1) On ne doit pas oublier que nous voulons parler ici de l'embarras gastrique provenant d'une irritation, d'une phlegmasie.

ou le défaut d'appétit indique déjà le malaise, puis viennent les nausées (envie de vomir); les éructations (vulgairement appelés renvois), sont fréquentes; la langue est rouge à sa pointe, à sa circonférence, blanchâtre et fendillée dans son milieu; la bouche est amère, pâteuse; l'épigastre (estomac) douleureux à la pression; aucun aliment ne peut être pris sans que son passage de la bouche à l'estomac occasionne de fortes douleurs, souvent même sans être rejeté tout de suite; il y a constispation, prostration des forces. Tous les individus ne présentent pas ces mêmes symptômes; chez les uns il y a soif intense, continuelle, les vomissements n'ont pas lieu, la pression à l'estomac est moins douloureuse. Quand aux autres symptômes ils sont constants. La chaleur est intense, le pouls fort accéléré, la fièvre s'allume. Il y a presque toujours une violente céphalalgie qui accompagne cette fièvre. Si les matelots se plaignaient au début du mal, on pourrait certainement enrayer la maladie dans sa marche, mais ils ne font aucune attention à cette irritation passagère, et ne se plaignent que quand ils ne peuvent plus *étaler*, (telle est leur expression). Toutefois, si un matelot se présente à vous avec quelques-uns des symptômes énumérés, il ne faut pas le négliger. Un régime plus doux que la gamelle, de l'eau d'orge, de la limonade, un léger cataplasme de farine de graine de lin, suffiront pour le rendre à la santé ; s'il n'accuse son mal que quand il sera déjà avancé, s'il vous offre tous les symptômes d'une gastrite aiguë, il faut agir vigoureusement ; car le matelot est en général robuste, patient, dur à la douleur, et c'est un des maux qui l'incommodent le plus.

La diète, les boissons rafraîchissantes, le repos sont indispensables. Si on n'a pas de sangsues il faut appliquer des ventouses à l'estomac (1), là où l'homme accuse la douleur, surtout quand on presse l'épigastre ; on recouvre ces ventouses d'un cataplasme émollient (*farine de graines de lin délayée dans l'eau de mauve*), en renouvelant de temps à autre ; on lui fait prendre quelque lavements avec l'eau de graine de lin et de l'eau de mauve, et l'inflammation de l'estomac cède ordinairement à ces moyens faciles. Il arrive quelquefois que les malades mangent en cachette ; chiquent, fument, et entretiennent l'irritation que vous cherchez à combattre. Ils paralysent ainsi en partie l'action de votre thérapeutique ; dans ces circonstances, on sent bien le besoin d'isoler le malade de ses camarades, et on trouve

(1) Nous donnerons en même temps que le tableau général des médicaments, des doses et du mode d'administration, les préceptes nécessaires pour pratiquer les petites opérations de chirurgie. — Voir à la fin du volume.

l'application de ce que nous avons déjà recommandé.

Quand le mal persiste, qu'il est tenace, il faut renouveler l'application des *ventouses*; on peut employer avec avantage le *vésicatoire* sur l'estomac. Il n'est pas toujours besoin de le laisser former des vessies; on peut essayer de le retirer quand il y a déjà vive rougeur à la peau.

Je crois devoir conseiller de préférence *le vésicatoire arrosé avec quelques gouttes de teinture d'iode.* Son action est très prompte et les résultats avantageux. — Quand l'inflammation persiste après l'usage de tous ces moyens, il faut recourir *aux frictions sur l'épigastre avec 6 grammes d'onguent mercuriel.* On fait ces frictions de 2 heures en heures, à moins que le malade ne vienne à saliver beaucoup, à avoir mal aux dents; alors on les éloigne, ou même on cesse momentanément. Il ne faut pas oublier de faire prendre des lavements émolliens.

La gastrite résiste rarement à cette médication bien suivie; cependant on la voit passer à l'état chronique, ou bien avoir une terminaison funeste; mais quand on aura employé tous les moyens dont nous avons parlé, il sera difficile à un capitaine du commerce de faire davantage; il faudra continuer un régime doux, des soins quelquefois minutieux, et attendre l'arrivée à terre, pour remettre le malade entre les mains d'un médecin.

Nous devons dire toutefois, que cette maladie de l'estomac dépasse bien rarement les bornes que peut atteindre la *théraupentique* que nous avons indiquée.

ENTÉRITE.

L'entérite, nom par lequel on désigne l'inflammation des intestins grêles (1) (intestins qui font suite immédiatement à l'estomac), est une maladie assez grave, qui reconnaît les mêmes causes que la gastrite

(1) Voir aux planches, le dessin de tout le tube digestif.

et dont les symptômes sont presque iden-
tiques. Presque toujours ces deux maladies
marchent ensemble, ce qui leur a fait don-
donner le nom de gastro-entérite. Le traitement à employer consiste en boissons
mucilagineuses , *eau d'orge ou de riz gommée*, en *saignées générales ou locales*, suivant la constitution de l'individu. S'il est
fort, robuste, une saignée ne peut que
faire du bien; on peut appliquer des ventouses immédiatement au-dessous du creux
de l'estomac. Les lavements avec l'eau de
graine de lin, la mauve, etc., sont indiqués; la diète, le repos sont indispensables; quelquefois il faut employer les nar-
cotiques, lorsque le mal est très violent.
Pour procurer un peu de soulagement, on
met dans le lavement quelques gouttes de
laudanum (5, 6, 7, 8,). Si la maladie
résiste, on peut appliquer un vésicatoire
arrosé avec la teinture d'iode au lieu de
cantharides; plus tard, les frictions avec

la pommade mercurielle peuvent faire beaucoup de bien. — C'est en combinant ces divers moyens que l'on viendra généralement à bout de la gastro-entérite ; surtout si l'on y porte toute son attention dès le principe. Les symptômes énumérés pour la gastrite, auxquels on joindra cette douleur fixe et vive au-dessous de l'estomac, ne laisseront pas dans l'incertitude.

Quand le malade souffrira moins, il est probable qu'il demandera à manger ; mais il ne faut pas l'écouter, et en lui permettant quelque chose, il ne faudra pas d'abord dépasser une ou deux crèmes par jour ; si son état s'améliore de plus en plus, s'il marche vers la guérison assez promptement, on peut alors lui permettre quelques aliments légers ; un peu de soupe, du riz bien cuit, une peu de confiture, etc..... Nous devons pourtant faire observer que les matelots, ayant besoin de réparer promptement leurs forces, et doués d'une énergie peu commune, ne peuvent rester à la diète, ou au régime sévère, aussi longtemps qu'on l'ordonne dans la pratique civile. Aussi, dès que le mal a cédé à votre traitement bien régulièrement suivi, il faut permettre d'abord les aliments que l'estomac, les intestins pourront supporter, et ne pas retenir longtemps le convalescent à un régime sévère, qui pourrait lui nuire. Il faut avoir le soin de ne pas le remettre à la gamelle de quelque temps, et le faire travailler graduellement, à mesure que ses forces reviennent.

COLITE.

Il existe une maladie des gros intestins qu'on a désignée sous le nom de *colite*, de *diarrhée*, de *dyssenterie*. Il faudrait pouvoir faire l'anatomie descriptive du tube digestif, pour nous arrêter à ces considérations; nous dirons seulement que les gros intestins peuvent, comme les intestins grêles, être affectés d'inflammation, plus ou moins aiguë, plus ou moins franche, et

nous nous bornerons à parler de la diarrhée et de la dyssenterie, comme étant les
seules maladies qui méritent l'attention à
bord, et qui avec la gastrite et la gastro-
entérite, offrent le plus de fréquence et
même de gravité. On n'oubliera pas, nous
l'espérons, que nous devons être court,
précis, et aussi clair que possible dans les
descriptions et les traitements des différentes maladies, pour ne pas embrouiller
de divisions infinies ceux à qui cet ouvrage est spécialement destiné.

DIARRHÉE.

La diarrhée, regardée par quelques auteurs comme un symptôme de l'entérite,
mérite cependant notre attention, puisque
souvent elle est assez grave et presque épidémique, et que lorsqu'on la néglige, elle
mène promptement à la dyssenterie.

Quelquefois la diarrhée est légère, et si
ce n'étaient les coliques et la cuisson à
l'anus, on ne pourrait guère se plaindre.
Dans ce cas, la diète, ou un *régime léger*,

*l'eau de riz avec un peu de gomme; les la-
vements avec la graine de lin, une tête de
pavot,* suffisent pour arrêter le mal.

Mais si la diarrhée paraît assez intense,
et que la chaleur, le froid humide joints à
une alimention excitante et peu réparatrice
ou même aux miasmes, en soient la cause
principale, il faut y faire bien attention;
elle pourrait être ainsi le premier degré de
la dyssenterie. Les coliques, le ténesme sont
douleureux alors, plus fréquents que dans
la diarrhée légère; les selles sont mélangées
de sérosité, de muccosités glaireuses ou
bilieuses, de sang, et le mal devient une
véritable épidémie. Car, malgré la constitution des marins, leur stoïcisme, la diarrhée ainsi produite, les abat promptement, et met sur les cadres presque tout
un équipage. On conçoit l'importance
des conseils que nous avons donnés dans
l'hygiène; sans doute on n'y trouve pas
les moyens de guérir avec l'hygiène seule,

mais on peut, par elle, détruire en partie les effets pernicieux de l'influence atmosphérique, et aider puissamment la thérapeutique qui doit être prompte et énergigique.

La diarrhée n'existe pas à cet état d'intensité, sans qu'il y ait anorexie, nausées, tension, chaleur et douleur au ventre, de fortes coliques, des démangeaisons importunes ou plutôt des chaleurs cuisantes à l'anus; le pouls est fréquent; la faiblesse, générale et grande.

A cette période, la diarrhée, qui dans le principe n'exige que quelque soins, réclame une médication anti-phlogistique. *La diète est indispensable, les sangsues à l'anus, sur le bas ventre sont nécessaires (comme il arrive souvent qu'on n'a pas de sangsues, on applique quelques ventouses), on les recouvre d'un cataplasme avec la farine de graine de lin, délayée dans l'eau de mauve. On donne* plusieurs lavements avec la tête de pavot, l'amidon ; au besoin on ajoute 7, 8, et même 10 gouttes de laudanum. Si les ventouses procurent du soulagement, il ne faut pas craindre de les répéter. Les cataplasmes peuvent être remplacés par des compresses larges et pliées en double, imbibées d'eau de graine de lin, ou de guimauve, mélangée à la décoction de pavot.

Une température douce, un air sec et pur, contribuent à l'amélioration de l'état du malade. S'il est possible de lui faire prendre quelques bains d'eau douce, on ne doit pas le négliger.

Si la diarrhée persiste malgré ces moyens, on peut donner avec succès au malade *des pilules composées d'un demi-grain à 1 grain d'opium* (0 gr. 03 centigrammes, à 5 centigrammes) *combiné a un grain ou deux de sulfate de zinc* (de 5 centigrammes à 1 décigramme), en deux ou trois doses. Dupuytren en a obtenu d'heureux résultats, et il en conseille fortement l'usage (1).

Lorsque la diarrhée (le catarrhe intestinal, la colite, n'importe le nom qu'on veut lui donner) résiste à tous les moyens dont nous venons de parler, et qu'elle se propage parmi les matelots, il est à craindre que cette diarrhée ne soit la dyssenterie elle-même.

Nous allons nous en occuper.

(1) Il y a une espèce de diarrhée qui survient dans les relâches chez les hommes intempérants. Ils mangent avec avidité des aliments frais que leur offre la terre, il excitent leur appétit par des stimulants, boivent beaucoup, et cela suffit pour les rendre malades.

Quelques jours de consigne à bord, la diète, des boissons rafraîchissantes les rétablissent promptement. Si les coliques, la diarrhée persistaient, on aurait recours à l'eau de riz gommée; aux lavements avec la graine de lin, la mauve, le pavot, etc.

DYSSENTERIE.

La dyssenterie a été regardée par beaucoup d'auteurs comme une colite, dont l'intensité et l'acuité étaient augmentées. Presque toujours résultant d'une inflammation des gros intestins, la dyssenterie est une maladie terrible à bord, vu l'entassement des hommes, l'impossibilité où l'on se trouve parfois de modifier les causes dépendant de l'atmosphère, et souvent aussi par la difficulté qu'on a de soigner les malades.

Les causes de la dyssenterie sont généralement les mêmes que celle des maladies de l'estomac et des intestins; la constitution atmosphérique exerce une bien grande influence. La chaleur humide favorise le développement de la maladie : il semble même qu'elle en est quelquefois la seule cause. Ainsi elle est endémique aux Colonies, au Sénégal, à Cayenne, Madagascar , les îles de la mer du sud, etc... , et partout où la chaleur étouffante de la journée fait place à l'humidité froide de la nuit. Les miasmes, les exhalaisons de la cale, de l'entrepont, jouent aussi un rôle très important.

Lorsque la chaleur, l'humidité, les variations de la température, et les miasmes agissent à la fois sur un équipage, il n'est pas étonnant de voir se déclarer la dyssenterie, qui devient épidémique, puisque les individus sont tous soumis aux mêmes causes ; c'est ce qui a pu accréditer longtemps l'idée de contagion qu'on lui attribuait. Heureusement de nombreuses expériences sont venues démontrer l'erreur de cette assertion, à laquelle bien peu de médecins navigants ajoutent foi aujourd'hui. Si les équipages étaient bien nourris, sobres, et toujours raisonnables, la dyssenterie serait moins meurtrière ; mais l'usage des aliments salés , épicés ; la pas-

sion de beaucoup de marins pour les liqueurs fortes, ne peuvent qu'aider puissamment l'influence fâcheuse des miasmes
et du climat. A la mer, la maladie est plus
rare; elle peut attaquer quelques individus isolément, mais une vie réglée, l'exercice, secondés d'une alimentation moins
excitante empêchent le mal de devenir épidémique, souvent même la dyssenterie
ne paraît pas. Les relâches sont fatales,
car les hommes étant privés pendant longtemps de ce qui leur est agréable, leur
raison se tait devant les passions, et ils
profitent du séjour à terre pour satisfaire
leurs goûts. Il est aussi des marchands qui
spéculent sur leur *avidité* pour faire leurs
affaires aux dépens de la santé de vos hommes. Ils leur apportent des fruits encore
verts qu'ils ont l'air de leur vendre meilleur
marché; les matelots se laissent séduire,
et souvent il survient une diarrhée qu'on
néglige d'abord, mais que les boissons al-

cooliques, la fatigue et le climat transforment promptement en dyssenterie. Si l'on est à terre, on sépare les malades en les débarquant. Mais quelquefois ce n'est qu'après des excès commis pendant la relâche, et quand on a repris la mer, que le mal se déclare. C'est alors qu'il se propage rapidement, et que l'épidémie devient terrible. On peut se faire une idée de la position d'un navire au large, lorsque l'équipage presque tout entier est atteint du fléau. Il serait injuste pourtant de n'attribuer la dyssenterie qu'aux excès des marins; comme je l'ai déjà dit, les hommes les plus sages, peuvent en être atteints, et très souvent elle se déclare à la mer avant qu'on arrive à la destination. Si l'épidémie se montre à bord d'un navire de guerre, il y a toujours assez de monde pour manœuvrer, et d'ailleurs, il est facile de mettre le cap vers des latitudes moins funestes; mais sur un bâtiment du commerce, les bras manquent à la manœuvre; on ne peut s'écarter de sa route, et le découragement vient augmenter le mal. Nous laissons aux capitaines, aux armateurs à réfléchir à toutes ces circonstances, et nous ne doutons pas que l'on ne s'empresse de suivre rigoureusement les préceptes de l'hygiène, et de modifier les armements suivant leurs destinations.

Lorsque la dyssenterie sévit sur quelques individus isolés, elle n'est ordinairement que l'exagération des symptômes de de la diarrhée, mais si la masse est attaquée, il y a de plus, des douleurs abdominales très vives, des tranchées (coliques violentes), un ténesme sans cesse renaissant; les selles deviennent de plus en plus fréquentes; elles sont souvent sanguinolentes, contenant des débris de fausses membranes, des concrétions que les matelots appellent *faire du suif*, elles ont une odeur fétide, piquante, qui par son exhalaison nuit à la santé des hommes qui ne sont pas encore atteints. La douleur et les pertes occasionnent un épuisement qui conduit le malade au marasme.

L'appétit ne se perd pas toujours; il est des hommes chez lesquels il redouble, et cependant on ne peut leur donner aucune substance solide ou liquide; à peine introduite elle occasionnerait des douleurs bien vives; le besoin d'aller à selle deviendrait plus pressant. La privation totale d'aliments est pourtant un vrai supplice. Les malades craignent beaucoup le froid; ils sont très sensibles à l'impression de l'air extérieur; la peau est sèche, rugueuse, froide aux extrémités, brûlante à la partie abdominale (au ventre) dont les côtés sont comme rétractés. Les yeux sont caves, ternes, la face pâle et terreuse.

Le ballonnement, l'insensibilité du ventre, le froid glacial des extrémités; la petitesse du pouls, et le rale, sont des signes presque certains d'une mort imminente.

La maladie est intense ou légère, aiguë ou chronique, suivant l'intensité plus ou moins grande des symptômes. Elle est toujours fort grave, par les circonstances où l'on se trouve ordinairement placé.

Pour prévenir le mal, autant que possible, il faut bien observer les règles de l'hygiène dont nous avons déjà parlé, défendre le café, les liqueurs surexcitantes dans les pays chauds, surveiller l'introduction des aliments, des boissons dans les relâches.

Quand la dyssenterie s'est déclarée, on doit séparer les malades, pour que l'air soit plus sain, renouveler souvent l'air intérieur du navire, et exiger une grande propreté partout, surtout au poste où on aura placé les dyssentériques. Les lavages avec le chlorure de chaux sont très utiles.

Nous avons déjà dit qu'il est urgent de

mettre les malades à la diète, parce que l'ingestion des aliments, leur passage sur une surface déjà enflammée, ne font qu'augmenter l'irritation. On fait prendre de *l'eau de riz, d'orge, de guimauve avec de la gomme et du miel ou du sucre.* Ces boissons émollientes doivent être fortement gommeuses. On les donne tièdes; froides elles augmenteraient ou renouvelleraient les coliques. Il faut boire peu à la fois et souvent.

Les lavements émollients avec la graine de lin, la racine de guimauve, le son, produisent d'heureux effets; le ventre doit être recouvert d'un large cataplasme avec la farine de graine de lin, qu'on arrose souvent d'eau de guimauve chaude, pour l'entretenir toujours à une même température.

La dyssenterie ne cède pas toujours à ces moyens simples et faciles; souvent même elle n'en éprouve presque aucun soulagement. Alors il faut recourir sans retard à une médication plus énergique.

Si le sujet est vigoureux, pléthorique, une saignée au bras est utile. On doit appliquer sur le ventre bon nombre de sangsues, qu'on fait bien couler, et qu'on recouvre après d'un cataplasme émollient peu épais, pour ne fatiguer l'abdomen par le poids. Si l'on n'a pas de sangsues, ou qu'on ne puisse pas s'en procurer; il faut les remplacer par des ventouses que l'on met sur le trajet du colon (1), (c'est-à-dire autour du ventre, sans aller trop sur les cotés); à la partie interne des cuisses. La gastrite compliquant souvent à bord la dyssenterie, les saignées locales sont d'un grand avantage et souvent soulagent instantanément.

Elles sont indiquées surtout lorsqu'il y a fièvre, chaleur intense, douleur aiguë

(1) Voir la planche nº 1, dessin de tout le tube digestif.

lancinante. Si la dyssenterie a pour cause une suppression brusque de transpiration, ce qui arrive assez fréquemment dans les pays très chauds, après un travail pénible, par l'imprudence des hommes, on peut donner avec avantage un ou deux bains un peu chauds. Plusieurs médecins de la marine s'en sont bien trouvés. M. Lesson en a obtenu de très heureux résultats sur l'Astrolabe, dans un voyage autour du monde. On doit en même temps continuer les boissons gommeuses adoucissantes, les lavements émollients. — La diète surtout, si l'on ne veut entretenir ou même aggraver le mal.

Ce traitement bien suivi, appliqué convenablement est couronné de succès dans beaucoup de circonstances, lorsque les conditions hygiéniques viennent l'aider.— Il est nécessaire, si le typhus complique la dyssenterie, d'être infiniment réservé sur l'emploi de la saignée, des sangsues et ventouses. Quand la maladie persiste, et que les selles tout en conservant leur fréquence deviennent séreuses; qu'il n'y a pas douleur aiguë, fréquence du pouls; en un mot, quand les symptômes inflammatoires ont disparu, l'usage de l'opium est des plus avantageux. *Pour l'administrer sans fatiguer le malade, il est prudent de le donner par l'estomac. On met un grain d'extrait gommeux dans une pinte d'eau de riz gommée; ou bien dans une potion avec la gomme qu'on fait prendre par cueillerées.*

On peut aussi le donner en lavements. Dans les dyssenteries chroniques, on en a obtenu les effets les plus heureux. Les astringents, tel que le cachou, le ratanhia, le diascordium sont avantageux quand on les combine avec les opiacés. Seuls, il ne méritent pas une grande confiance. Les emplâtres avec le tartre stibié (émétique), les frictions sèches aromatiques, les liniments volatils, peuvent être employés quand la dyssenterie se prolonge ; la chaleur doit toujours être entretenue, aux extrémités surtout.

Les purgatifs et les vomitifs *doivent être proscrits* dans toutes les maladies du tube digestif, où l'inflammation joue le principal rôle.

Quand les malades commencent à éprouver de l'amélioration ; quand ils entrent dans la convalescence, il faut surveiller leur régime. Les fécules, le riz bien cuit ; les panades, les fruits acidulés et sucrés doivent leur être donnés peu à peu : si le mieux augmente, on arrive aux viandes blanches, aux œufs si l'on en a embarqué, à la soupe, etc. ; mais les moyens de donner ce régime sont trop insuffisants à bord, pour ne pas avoir à craindre des rechutes, des morts même, si la vigilance et la sollicitude du chef ne viennent en aide. La chemise de laine doit être toujours portée par les malades et même par les convalescents. L'hygiène, doit rappeler les moyens de les soustraire aux variations de l'atmosphère, à l'influence du froid, du chaud humides. C'est en combinant tous ces moyens, avec intelligence et surtout avec bonne volonté qu'on pourra obvier à beaucoup d'accidents, *et conserver la vie à des hommes dont on a tant besoin à la mer,* et qui d'ailleurs ont assez d'autres souffrances.

STOMATILE (INFLAMMATION DE LA BOUCHE).

L'état de la bouche est trop souvent négligé, pour que nous ne recommandions pas de l'examiner souvent, même quand les hommes ne se plaignent pas. L'état de la bouche peut, en effet, donner l'éveil et vous faire prévoir, non-seulement des indispositions mais encore des maladies du tube digestif, le scorbut, l'action trop forte du mercure, etc. D'après le genre de vie des marins, on conçoit que l'inflammation de la bouche (stomatile) soit fréquente parmi eux. L'usage des salaisons, du tabac, la malpropreté, l'abus des liqueurs fortes, quand ils peuvent, s'en procurer, leurs mœurs libidineuses, l'usage du mercure auquel ils sont souvent obligés d'avoir recours, sont autant de causes puissantes d'irritation continue, qui déterminent cette maladie de la bouche, heureux encore, lorsque l'inflammation se borne à cette partie.

La stomatile, peut revêtir des formes diverses, mais les symptômes les plus communs ne peuvent faire douter de son existence, ces symptômes sont la rougeur, la chaleur, le gonflement de la membrane muqueuse (1) buccale ; quelquefois il y a

(1) On appelle muqueuses les membranes dont la surface libre est humectée par un fluide muqueux, et qui tapissent les organes creux et communiquent à l'extérieur par les ouvertures du

des aphtes ; de petits abcès qui se forment, ou bien même, des pertes de substance, qui constituent les ulcères.

Il ne faut pas cependant confondre cet état de la bouche, avec les symptômes que présente le scorbut dans cette cavité; le caractère le plus saillant du scorbut dans la bouche, c'est le gonflement mollasse et fougueux des gencives qui paraissent généralement seules attaquées.

Du reste la stomatite se développe plus facilement sous l'influence du chaud humide, que sous l'influence du froid. On ne pourra pas du reste méconnaître cette maladie de la bouche; car le gonflement, avec rougeur, chaleur et sensibilité extrême; les petits abcès, les ulcérations, sont autant de signes non équivoques du mal. Il y a de plus une odeur fétide, une difficulté d'ouvrir la bouche, et rien ne peut être introduit sans que le malade souffre.

Quand un homme se présente avec ces symptômes plus ou moins développés, il faut lui faire nettoyer sa bouche, le priver de tabac pendant quelque jours, lui faire prendre des gargarismes avec l'eau de mauve, de graine de lin, ou la tisanne d'orge, dans laquelle on met quelques gouttes de vinaigre; les gargarismes doivent être répétés plusieurs fois dans la journée. Si le mal ne cède pas vite; que les aphtes, les ulcérations persistent, il faut alors toucher avec la pierre infernale ces surfaces malades. On peut donner avec avantage les gargarismes d'eau chlorurée (on en met 15 à 20 gouttes dans 6 onces de liquide quelconque); ils hâtent la cicatrisation. Dans le commencement du mal, avant d'employer la cautérisation, il faut essayer si les bains de pied synapisés, les cataplasmes autour de la mâchoire, et les gargarismes émollients ne pourraient pas seuls résoudre l'inflammation.

Il est inutile d'ajouter qu'on ne doit pas donner de biscuit ; mais du pain bien trempé, ou même du bouillon avec des pâtes légères si le mal était fort.

Quelquefois la stomatile n'est qu'un mal symptômatique ; d'autres fois elle existe avec des complications. Nous verrons comment on doit les combattre, en parlant de ces maladies.

On pourrait donc de temps à autre examiner la bouche des hommes, ne serait-ce que par propreté, en leur recommandant de se laver tous les jours. Ils préviendraient ainsi plus d'un inconvénient.

CONSTIPATION.

Les marins sont sujets à la constipation, vu leur mode de vivre, et leur alimentation ; si quelquefois elle vient à les importuner, à leur procurer du malaise, on les débarrasse facilement en leur donnant un purgatif, 62 grammes de manne, 31 grammes huile de ricin, etc..., les lavements avec l'huile de ricin, ou l'eau de mer; quelquefois un verre d'eau salée, pris à jeun, suffit pour détruire la constipation. Le mouvement, l'exercice sont utiles. Il peut arriver que l'évacuation de matières dures, copieuses, fétides, irrite l'anus et le rectum. Un bain de siége fait alors le plus grand bien.

HÉMORRHOÏDES.

Quelques hommes peuvent être atteints d'hémorrhoïdes après l'inflammation du rectum, après une constipation forte et opiniâtre; si elles existent isolément, un régime doux, quelques lotions avec l'eau froide suffisent pour les dissiper ou les calmer. Ces petites tumeurs font quelquefois souffrir horriblement le malade; chaque selle amène de nouvelles douleurs; dans ce cas, on doit faire prendre quelques bains de siége avec l'eau de mauve ou de son, ordonner l'exercice, la station assise le moins possible; les pommades émollientes, le cérat opiacé, appliqués sur les boutons hémorrhoïdaux soulagent beaucoup; si le malade souffrait toujours et qu'on pût se procurer des sangsues, on ferait bien d'en appliquer quelques-unes autour des petites tumeurs.

Cependant si les hémorrhoïdes existent depuis longtemps, il faut les respecter, surtout si elles sont critiques d'une affection qui a déjà existé, ou d'une maladie qui paraisse imminente.

COLIQUES.

Les coliques qui tourmentent les marins, surtout dans les pays chauds, ont ordinairement pour cause l'abus des liquides pour étancher la soif, le décubitus sur le pont pendant la nuit.

On doit donner dans cette circonstance, une infusion chaude de thé, de camomille; appliquer sur le ventre des linges chauds renouvelés, au besoin même des cataplasmes émollients. Les frictions avec un peu de laine chaude peuvent aussi soulager beaucoup.

Quelquefois la peinture intérieure du

navire, fraîchement passée, peut donner la colique; mais alors il suffit de faire pénétrer promptement un air sec et vif, et d'ailleurs cette cause disparaît très vite (on doit avoir le soin du reste de laisser sécher la peinture avant le départ, et lorsqu'on en repasse à la mer, il faut aller légèrement, et par un beau jour, afin qu'elle sèche vite).

On a dit que les marins étaient soumis fréquemment aux vers intestinaux; nous avons vu si rarement cette affection, que nous nous bornerons à conseiller un purgatif drastique (violent) ou bien les vermifuges, la mousse de Corse, l'écorce de grenadier en infusion (1).

MALADIES DU SYSTÈME BILIAIRE.

HÉPATITE.

L'hépatite (inflammation du foie), l'ictère (jaunisse), sont deux maladies moins

(1) La péritonite, l'hydropisie de l'abdomen (ascite) sont trop rares, pour que nous en parlions.

fréquentes à bord, qu'on ne le pense.

Car sur les navires du commerce, les influences morales sont presque toutes émoussées depuis longtemps chez les matelots des classes; il leur faut de grands événements pour les émouvoir. Dans la marine de l'état au contraire, la conscription jette beaucoup d'apprentis, hommes timides, faibles, et qui ne peuvent plier aux habitudes de la mer, aux exigences du service, une existence de 21 ans tout-à-fait étrangère à la navigation. Plus commune dans les pays chauds, sous les latitudes brûlantes, l'hépatite est caractérisée par une douleur à l'hypocondre, ou côté droit, augmentant quand on appuie sur cette partie, et se propageant parfois jusqu'à l'épaule. La peau est sèche et brûlante, le pouls dur et fréquent, les urines rares et jaunes, la langue couverte d'un enduit jaunâtre; le malade est abattu; la soif le tourmente.

La teinte jaune, la douleur, et l'augmentation de volume du foie, appréciable au toucher, sont les signes les plus certains de l'hépatite.

Ces symptômes ne sont pas toujours intenses, ils semblent même quelquefois décroître, et ils persistent ainsi, des mois, des années entières.

Quant au traitement, il est à peu près le même que celui de toutes les phlegmasies. Dans le début, les saignées locales sont avantageuses; les sangsues doivent toujours être préférées aux ventouses scarifiées; cependant il ne faut pas craindre d'employer ce moyen, si l'on manque de l'autre. Les lavements émollients, les boissons acidulées, les bains tièdes sont autant de moyens qu'on ne doit pas négliger; enfin si l'on ne réussit pas, les révulsifs (*vésicatoire*) sur le côté. Un régime doux et léger doit être suivi; il faut être très réservé sur l'emploi des purgatifs, du calomel surtout.

ICTÈRE.

L'ictère (jaunisse), est presque toujours le symptôme inévitable et principal de l'affection du foie, connue sous le nom d'hépatite. — Il peut se développer isolément, sans que celle-ci existe, ou du moins sans qu'elle soit appréciable. La couleur jaune de la peau, et des yeux; la douleur au côté droit; les urines comme safranées; les selles grisâtres, et, toute l'habitude extérieure du corps ne laissent aucun doute sur l'existence de la jaunisse; que l'on doit combattre par les émollients, les adoucissants. Les sangsues appliquées dès le principe sur le côté douloureux, procurent du soulagement, et peuvent enrayer la marche du mal, si l'ictère est le résultat d'une inflammation; les bains, sont une bien précieuse ressource dans ces circonstances. Quelquefois les purgatifs donnent des résultats heureux, surtout lorsqu'un obstacle engagé dans le conduit qui va de l'appareil biliaire à l'intestin grêle est la cause principale de l'ictère. Du reste, la maladie disparaît assez fréquemment d'elle-même, à l'aide d'un régime léger et de quelques soins.

MALADIES DE LA GORGE, DES BRONCHES ET DE POITRINE.

Les maux de gorge sont assez fréquents chez les marins, par le nombre des causes qui peuvent les faire naître.

Ainsi l'irritation produite par le passage d'aliments salés, épicés, le jus du tabac qu'ils mâchent, et surtout les variations de température auxquelles ils sont exposés, leurs imprudences, quand la chaleur ou le travail excitent une grande transpiration, tout concourt à donner aux matelots des inflammations de la gorge (angine), qui occupent le voile du palais, les amygdes, la luette, etc.

ANGINE.

Les signes certains de ce mal sont la rougeur; le gonflement, la chaleur et la douleur dans l'intérieur de la gorge, la diffi- culté d'avaler, même la salive; la voix est enrouée, il y a un sentiment de constric- tion qui gène beaucoup. Lorsque l'angine est franche, peu intense, elle disparaît presque d'elle même; quand l'inflamma- tion est forte, qu'elle gagne les amygda- les, et tout le palais, les symptômes acquiè- rent un peu plus d'intensité, et il ne faut pas tarder à agir énergiquement.

Les acides, suffisent pour faire remon- ter la luette, en la touchant avec une barbe de plume préalablement trempée dans un peu de vinaigre, d'acide citrique, ou autre astringent en solution dans un peu d'eau.

Les gargarismes avec l'eau d'orge miel- lée doivent être répétés souvent dans la journée; le malade doit se priver de *chi- quer*, de fumer même, si on peut l'obtenir; il doit prendre des aliments liquides, fécu- leux, en petite quantité, car chaque mouvement de déglutition fait souffrir, et le passage des aliments entretiendrait, augmenterait même l'inflammation. Les bains de pied synapisés; les cataplasmes avec la farine de graine de lin autour du cou, doivent être employés en même temps. Quelquefois ces moyens ne suffisent pas; il faut appliquer des sangsues, à leur défaut des ventouses scarifiées des deux côtés du cou, les faire bien saigner et les recouvrir d'un cataplasme. L'angine résiste rarement à ces moyens, mais quelquefois elle ne se termine pas sans laisser de petits abcès, de petites ulcérations, que l'on peut guérir avec les gargarismes de mauve, d'orge, de riz, miellés, dans lesquels on verse quelques gouttes de vinaigre, ou d'acide citrique. — Il est inutile d'ajouter qu'on doit laisser les malades dans le repos, quand les symptômes sont graves, et les exempter des quarts de nuit si l'angine n'est pas intense, ou quand ils vont beaucoup mieux. Les officiers doivent se priver de commander dans la crainte que les efforts de voix, les impressions du vent, renouvellent le mal, ou du moins le prolongent longtemps encore.

Ce régime n'est pas difficile à suivre; privation d'aliments salés, peu de nourriture, choisir de préférence un bouillon, une soupe, les fécules, etc....

Le vin ne doit pas êtré donné pur, les hommes doivent se garantir de l'humidité, du froid, et ne pas passer subitement de la chaleur à un atmosphère moins élevé.— Si les ulcères persistent, on fait dissoudre un grain de nitrate d'argent; dans une once d'eau, on trempe un pinceau (1) dans cette solution, et on touche les surfaces ulcérées.

La laryngite, ou inflammation du larynx est due aux mêmes causes que l'an-

____

(1) De ceux qu'on emploie pour le dessin au lavis des plus gros.

gine; l'enrouement, la voix rauque et sourde, sont le signe le plus constant de la laryngite : le traitement dont nous avons parlé pour l'angine peut convenir pour l'inflammation du larynx. Les cataplasmes émollients autour du cou, les bains de pied synapisés, les boissons rafraîchissantes, les adoucissants, tels que l'eau de mauve, d'orge, de riz, édulcorée avec du miel, sont très avantageux. Quelquefois lorsque l'inflammation est trop forte, il faut appliquer, dans le début, les sangsues ou des ventouses au cou. Nous ne saurions trop recommander de ne pas négliger ces affections pour si simples qu'elles paraissent dans le commencement. Si on ne peut obtenir la privation du tabac, on fera très bien de le retirer aux malades.

Bronchite. — Désignée par les noms de *rhume*, *catarrhe pulmonnire*, *fièvre catarrhale*, suivant son intensité.

La bronchite est une maladie très fréquente à bord , et l'on ne doit pas s'en étonner, quand on songe à combien de causes puissantes sont soumis continuellement les marins. C'est surtout dans le passage du chaud au froid, quand on reste exposé la nuit à l'humidité, ou qu'on sort de son lit subitement pour monter sur le pont, que les hommes s'exposent à prendre ces rhumes, catarrhes qui les tourmentent tant, par le peu de soins qu'ils veulent y apporter.

Ainsi on devrait défendre à un matelot de sortir du lit, et de monter presque nu sur le pont, pour satisfaire un besoin, car cette imprudence est souvent la cause d'un rhume, qu'on néglige , et qui devient une bronchite intense.

Personne n'ignore comment un rhume commence, et comment il se termine, lorsqu'on a la précaution de se garantir du froid, des variations atmosphériques. — Mais lorsque ce rhume persiste et qu'il est à un degré plus élevé, il y a alors du frisson, du malaise, un mal de gorge, un enrouement; la toux fatigue considérablement, et semble à chaque effort, que le sternum va se soulever; il y a dans cette partie une sensation de douleur, presque de déchirement; plus on tousse, plus le mal de tête (céphalalgie) augmente; plus on éprouve de points douloureux dans la poitrine, par la secousse imprimée au diaphragme (muscle qui sépare la poitrine et les organes qu'elle renferme, de l'abdomen et de ses organes).

Les crachats sont expectorés avec peine, de liquides et blancs, ils deviennent écumeux, avec des mucosités, quelquefois il y a un peu de sang; le pouls devient accéléré surtout le soir; la peau est sèche, brûlante, la langue blanche, quelquefois rouge sur ses bords, à sa pointe, les urines foncées, douloureuses. — L'oreille appliquée sur la poitrine, perçoit un râle grave, ce qu'on peut appeler une voix intérieure rauque, quelquefois sifflante en même temps. — Chez certains hommes cet état cesse de lui-même pour ainsi dire, les crachats jaunes verdâtres sont expectorés avec plus de facilité; cette fièvre catarrhale (*bronchite, ou catarrhe pulmonaire, n'importe le nom*), se termine alors comme un simple rhume. Mais il il ne faut pas cependant abandonner le mal à lui-même, car on aurait à craindre que la bronchite, dégénérât promptement en fluxion de poi_ trine, ou qu'elle acquît assez d'intensité pour être mortelle. — L'hygiène doit faire cesser une partie des causes du mal, ou du moins les adoucir autant que ses moyens le lui permettent.

Il faut recommander d'abord, de porter la cravate, la chemise de laine ; les souliers et la casquette ; si le rhume les fatigue, ou si le travail ne demande pas leur présence la nuit, il faut les dispenser de de veiller. Si le mal passe à l'état de fièvre catarrhale, inflammation ou bronchite intense, il faut de toute nécessité les dispenser de tout lavage et de tout service de nuit.

Les boissons douces émollientes doivent être données aux malades (·infusion de mauve, de sureau; orge, guimauve, édulcorés avec du miel; la tisane de réglisse). Ces boissons doivent être prises tièdes. — Quand le rhume est violent, sans qu'il y ait encore fièvre, sans que le mal soit devenu grave, un verre de vin chaud bien sucré guérit quelquefois avec promptitude. On le donne au moment du coucher, ses effets sont principalement salutaires chez les hommes vigoureux, à organes énergiques, et habitués aux boissons alcooliques.

Quand la bronchite est intense, qu'il y a à craindre une fluxion de poitrine (pneumonie), il faut garder le malade au lit, si c'est possible, et le tenir bien chaudement·

S'il est fort, ne craignez pas de faire une large saignée. Avant d'en venir à ce moyen, on peut appliquer des sangsues ou des ventouses tout-à-fait au haut de la poitrine, de chaque côté du sternum; un cataplasme émollient chaud sera appliqué sur ces saignées locales.

On ajoute de la gomme à la tisanne d'orge, de mauve, etc.

Lorsque la toux devient plus forte, plus douleureuse, et quand les quintes font beaucoup souffrir les malades, il est bon de mêler à leurs boissons, 15 grammes sirop diacode, pour deux verres de tisane. On doit le cesser dès que les crachats sont expectorés facilement; on peut donner pour calmer l'irritation et la toux, un looch gommeux, facile à préparer : ainsi on prend :

Gomme arabique en poudre de 6 à 12 grammes, qu'on triture dans un mortier de marbre avec 62 grammes de sirop de guimauve, ou de capillaire, ou de sucre, etc., en ajoutant peu à peu de l'eau chaude, ou de la tisane chaude de fleurs de violettes, de sureau, de guimauve. — On le fait prendre par cueillerées.

Ce looch, est un calmant avantageux dans les catharres pulmonaires, bronchites intences, avec irritation forte et toux violente. — On ne doit pas négliger l'application sur le haut de la poitrine de cataplasmes émollients, qu'on aura le soin de tenir chauds.

Comme la bronchite intense est grave, et peut conduire à la pneumonie, si on n'y n'apporte tous les soins possibles, il faudra placer les hommes qui en seront atteints, hors d'un courant d'air, loin des écoutilles, surtout ne pas cesser de les surveiller. — Une remarque essentielle à faire, c'est que chez les individus faibles, lymphatiques, peu actifs, les catarrhes qui se prolongent, cèdent plutôt à des infusions aromatiques chaudes, telles que l'infusion de sauge, de camomille, de lierre terrestre, etc., qu'à l'infusion de violettes, de mauve, ou aux décoctions émollientes. — On est quelquefois obligé de recourir aux vésicatoires sur le haut de la poitrine, quand le mal est opiniâtre ; mais je crois, dans ces circonstances, qu'il est bon de ne pas le laisser longtemps ; car souvent, son application répétée de temps en temps sur les parties environnantes, suffit, en excitant fortement la peau, pour déplacer l'inflammation, et faciliter l'action des émollients et des gommeux.

Quand le malade sera mieux, que la bronchite aura presque entièrement disparu, il ne faudra pas lui permettre de quitter de suite la chemise de laine, les bas et les souliers ; le matelot comme l'officier ne doit pas reprendre de sitôt le service de nuit, le lavage du pont doit lui être interdit également, jusqu'à ce qu'on soit sûr de la guérison complète. Il vaut mieux se priver d'un homme quelques jours pour une partie du service, que de le voir rechuter, et de recommencer des soins bien pénibles et difficiles. — Je répéterai ici combien on doit tenir à l'observation des règles de l'hygiène, qui peuvent prévenir tant de maux.

LA PNEUMONIE.

La *pneumonie* (*fluxion de poitrine*) peut être commune à bord, par le passage subit de la chaleur au froid, par l'imprudence des marins qui, tout couverts de sueur, se placent sous une ralingue pour avoir moins chaud, quittent une partie de leurs vêtements, quelquefois même boivent sans reprendre le travail ou l'exercice immédiatement. — A bord des navires où l'on a de la bière, cette habitude de boire, étant en sueur, est moins pernicieuse. — La nuit, les hommes se couchent sur le pont, et restent exposés à l'humidité; le travail excessif, l'intempérance sont autant de causes secondaires, qui favorisent le développement du mal. — La pneumonie peut, comme nous l'avons dit déjà, résulter d'un propagation de la bronchite, ou débuter d'elle-même, d'emblée, à l'état aigu.

Les symptômes constants dans ce cas, sont des frissons, de la chaleur, la toux; une douleur plus ou moins profonde dans la poitrine, obstuse ou pongitive; les crachats sont visqueux, mélangés de sang, avec écume, c'est ce qu'on désigne sous le nom de crachats rouillés; le décubitus sur les côtés, est pénible, douloureux; le pouls fort; fréquent; la peau chaude, brûlante; la respiration pas libre, pénible. Il serait difficile de ne pas reconnaître la *pneumonie* à ces symptômes; quelques-uns, il est vrai, peuvent manquer, mais c'est bien rare; du reste on peut, par la percussion sur la poitrine, par l'auscultation, connaître le son mât que donne à l'oreille le point malade; son qui contraste avec la sonoréité des autres parties. — Il est bien difficile sans doute à un homme étranger à la médecine de pouvoir ausculter, comme il faut, un malade atteint de pneumonie, mais il peut comparer le son perçu chez un homme sain, à celui que l'oreille perçoit chez un malade (1) et ce moyen le guidera assez bien, pour qu'en tenant compte des autres symptômes il ne puisse commettre d'erreur.

La première indication à remplir chez un homme atteint de pneumonie (ou fluxion de poitrine), c'est de le tenir chaudement, de pratiquer une large saignée, et de le mettre à la diète la plus absolue. On donne en même temps une tisane émolliente et sudorifique (fleur de sureau, de mauve, etc.).

(1) Je dois faire observer que dans le pneumonie, le son qu'on doit chercher à entendre, est à la base du poumon, tandis que dans la phtysie, c'est au sommet du poumon que le son est produit en montant vers la clavicule (vers le cou).

Il faut répéter la saignée une, deux fois encore, dans les 24 heures, si le pouls est fort, plein, dur; s'il y a douleur forte, dyspnée, et il ne faut pas craindre de recourir à une troisième ou même à une quatrième saignée, qui cependant doit être bien moins large que les premières (1). Les tisanes doivent être données tièdes; la température maintenue douce et chaude; il faut empêcher les hommes (excepté pour la manœuvre) de venir chanter, de faire du bruit auprès du malade. Personne ne doit promener sur sa tête. Encore un motif de plus qui appuie l'opinion que j'avais avancée, de loger un malade dans la chambre ou la dunette. — Lorsque, par ces moyens, la toux diminue, les crachats

(1) Une fois les premiers jours écoulés, qu'on ait employé ou non les saignées générales il ne faut plus recourir à ce moyen; il serait alors inutile. — Les sangsues, les ventouses sont indispensables.

sont moins rouillés et moins fréquents; la douleur moins forte, on peut espérer une prompte guérison, à moins que le malade ne commette des imprudences (manger, s'exposer à l'air plus ou moins froid). — Dans beaucoup de cas cependant, la toux persiste, la douleur ne disparaît pas, elle diminue à peine, et après des saignées générales, il faut encore recourir immédiatement aux saignées locales sur le point douloureux (sangsues ou ventouses), que l'on renouvelle une ou deux fois, en ayant le soin de recouvrir ce côté de la poitrine d'un large cataplasme émollient. — Si ce moyen est insuffisant, il faut appliquer un vésicatoire sur le côté pneumonique du thorax (poitrine). Comme les marins sont en général robustes, doués d'une grande énergie des voies digestives, on peut employer chez eux, avec avantage, *la potion stibiée*, dont je me suis bien trouvé dans plus d'une circonstance de ce genre (*on met quatre ou cinq grains d'émétique dans 6 onces de sirop de gomme*). — On le fait prendre par cueillerées, toutes les deux heures d'abord, après, toutes les heures. — On a conseillé les purgatifs; nous ne nierons pas leurs bons effets, mais l'émétique peut produire le même résultat, si le vésicatoire sur la poitrine soulage le malade, on le pansera avec de la pommade au garou, afin d'entretenir la suppuration, et d'arriver à la guérison certaine du mal. Il n'est pas toujours possible de vaincre la pneumonie, car à bord les matelots et même bien des gens, négligent la toux et *le point de côté*, généralement on croit avoir affaire à un simple catarrhe, et l'on ne se plaint pas. Ce retard est souvent la cause du peu d'efficacité du traitement qu'on emploie dès ce moment, et la chronicité de la pneumonie, l'induration du poumon, la suppuration, la phtysie, conséquences bien fâcheuses, réclament un autre séjour que celui du bord, et un traitement dirigé par des mains habiles et expérimentées, mais souvent hélas! infructueux. — Nous ne devons cesser de recommander les soins hygiéniques, ils aident beaucoup dans la convalescence, dans la maladie même ; et l'inobservance des règles que nous avons données peut entraîner des accidents funestes.

Quand un homme atteint de pneumonie, se dit rétabli, on ne doit lui permettre de sortir de son lit et de la chambre, que lorsqu'on est bien assuré de la guérison. Il importe de ne pas le laisser s'exposer aux causes qui ont déjà déterminé son mal. On doit l'obliger à se vêtir chaudement, l'exempter du quart de nuit, et le soumettre quelque temps à un régime moins sévère que celui du bord.

PLEURÉSIE.

La pleurésie (*inflammation des plèvres ou enveloppes du poumon*) accompagne ordinairement la pneumonie; elle peut être distincte, il est vrai, mais pour ne pas embarasser les capitaines et les marins qui consulteront cet ouvrage, nous dirons seulement que la pleurésie diffère de la pneumonie en ce que la douleur lancinante augmente par la respiration, et qu'elle se borne aux environs de la mamelle; la toux est sèche, les crachats limpides, écumeux. Quant aux autres symptômes, ce sont les mêmes que ceux de la pneumonie. Il arrive souvent que la pleurésie se termine par des épanchements chroniques, qui compromettent la vie de l'individu, et que (nous ne craignons pas de le dire) l'on ne saurait guérir à bord. — Le traitement doit être le même que celui de la pneumonie, avec cette différence que les sang-sues ou les ventouses doivent être préférées aux saignées générales, et que leur application répétée sur le lieu de la douleur peut amener d'heureux résultats.

PHTYSIE.

La phtysie est trop rare à bord des bâtiments du commerce, pour que nous en parlions. On a même prétendu que les voyages sur mer étaient un moyen de la guérir dans certaines circonstances. Sans ajouter beaucoup de foi à cette assertion, je dirai seulement que les marins de profession, font assez de gymnastique depuis leur enfance, pour que leur poitrine soit bien développée, leurs organes doués d'une énergie vitale peu commune, et par conséquent qu'ils sont peu sujets à toutes ces affections tuberculeuses, que le régime de la mer et le travail pénible développeraient considérablement. L'épanchement occasionné dans la poitrine par la pleurésie, ou par toute autre cause, peut donner lieu à l'hydropisie de poitrine, mais nous ne pouvons parler d'un mal très peu fréquent, et dont la thérapeutique se borne, après les antiphlogistiques (1), à des vésicatoires, cautères, ou sétons. Les maladies du cœur sont rares à bord; les anévrismes, la péricardite, se montrent peu et dans ces cas là, il faut lutter contre le mal par les soins continus, un régime doux et léger, et mettre les malades à terre le plutôt possible. — Quand il y a des palpitation fortes, les bains de pied synapisés, les sangsues au fondement (à l'anus), un régime simple; un travail modéré, voilà ce que nous avons à conseiller.

MALADIES DU CERVEAU.

Sous le nom de maladies du cerveau ou de la masse encéphalique, nous comprenons les maladies de l'intérieur du crâne, et parmi celles-ci, il en est que nous ne décrirons pas, car il faut être médecin

(1) Propres à combattre l'inflammation.

pour bien le reconnaître, et pour pouvoir leur appliquer une thérapeutique qui, même dans des mains habiles, n'a pas toujours du succès.

Parmi les maladies du cerveau, nous choisirons celles qu'on rencontre le plus fréquemment chez les marins des classes à bord des bâtiments marchands. Ainsi l'hypocondrie, la nostalgie (1), etc. et n'aurait point de place ici, ou si nous en disons quelques mots, ce sera pour quelques jeunes gens qui veulent essayer de la profession du marin, ou pour quelques passagers qu'une longue traversée rend malades.

La céphalalgie (mal de tête), plus ou moins violente, la congestion cérébrale, l'apoplexie, l'encéphalite, la méningite, la commotion cérébrale sont les plus com-

(1) En 1836, je publiai sur la nostalgie un article qui a été inséré dans *les Annales d'hygiène et de médecine légale, et dans la France Maritime.*

munes, aussi nous ne nous occuperons que de celles-ci.

CÉPHALALGIE.

La céphalalgie, peu grave par elle-même ne doit pas être toujours négligée, car elle peut être le prélude d'une affection plus intense du cerveau (de l'encéphalite, de la méningite). Elle peut être causée par un coup de soleil, ou par des travaux fatigants, une digestion mal faite, etc. Lorsqu'un homme se plaindra de mal de tête, on le fera mettre à l'abri du soleil la tête découverte, on lui donnera un bain de pied très chaud, et quelques heures de repos. Souvent la céphalalgie disparaît ainsi. D'autresfois, elle est plus violente, accompagnée de bouffées de chaleur à la face, les paupières deviennent rouges, il y a du malaise, de lassitude dans les membres, le pouls est fort quoique régulier, la langue très pâle. — On applique alors sur la tête du malade des compresses trempées dans l'eau fraîche, à laquelle on ajoute du vinaigre ; on fait prendre un ou deux bains de pied très chauds, on fait coucher le malade, mais non dans un hamac où le roulis du navire est très sensible, ce qui augmenterait la céphalalgie ; quelquefois il faut recourir à la saignée, ou aux sangsues appliquées derrière les oreilles.—Plusieurs chirurgiens de marine, ont observé que les lavements avec l'eau de mer avaient d'assez bons résultats.

LA CALENTURE.

La calenture, nom donné par les Espagnols de l'Amérique du sud, à la fièvre, ou mieux à une exaltation de sensibilité avec fièvre, et quelquefois délire, est généralement l'effet d'une insolation prolongée, pendant les calmes, sous des latitudes brûlantes ; il y a délire presque phrénétique, avec hallucination plus ou moins riante. — Cet état particulier, observé sur le radeau de la Méduse, à Timor, du côté de Guayaquil, etc., est accompagné d'une faim dévorante, pour toute espèce d'aliments. — Elle est rare cependant parmi les équipages, à moins qu'un événement malheureux ne les y expose encore plus que la navigation. — Les linges froids sur la tête, les bains de pied, les lavements purgatifs, quelques boissons tempérantes, sont employés avec avantage, il faut quelquefois la saignée.

La céphalalgie, la calenture, sont d'autant plus fréquentes que les hommes seront soumis à un travail long, fatiguant, sous des latitudes élevées, et qu'ils seront entassés dans un logement ou un poste étroit, malpropre et où parviendront des miasmes, des exhalaisons délétères.

CONGESTION CÉRÉBRALE.

La constitution vigoureuse des marins, leur irritabilité ne contribuent pas peu, avec les excès qu'ils commettent souvent à terre, l'insolation, etc..., à les exposer fréquemment aux congestions. — Un mal de tête violent, la face rouge, les yeux injectés, les pulsations du pouls fortes et fréquentes, une lassitude spontanée, tels sont les principaux symptômes dela congestion cérébrale. D'ailleurs il est difficile de ne pas reconnaître cet état, pour peu qu'on y fasse attention.

Les bains de pied avec de la moutarde, du vinaigre, les irrigations d'eau froide sur la tête, et surtout la saignée générale, ou bien les sangsues en assez grand nombre derrière les oreilles, doivent être employées immédiatement. — On peut appliquer deux ou trois ventouses autour du cou, entretenir des compresses froides sur la tête, et soustraire le malade à l'influence de la chaleur et des exhalaisons de la cale. — Le repos est nécessaire en ayant le soin de tenir la tête du malade relevée; la position presque assise est préférable. Il faut donner plusieurs *pédiluves* très chauds, laisser peu manger, encore doit-on faire prendre des aliments légers. — La congestion cède à ces moyens simples et peu difficiles, surtout si l'on a des égards pour les malades pendant quelques jours; car il peut leur rester un peu de céphalalgie (la tête lourde), et un malaise qui se dissipe bientôt.

APOPLEXIE.

Il est peu de gens qui ne reconnaissent l'apoplexie (appelée vulgairement coup de sang). Dans ce cas, il y a épanchement de sang dans le cerveau; paralysie soudaine, plus ou moins complète, d'une ou de plusieurs parties du corps, avec perte du sentiment et du mouvement plus ou moins durable. — S'il y a apoplexie foudroyante le malade est mort quelquefois avant que vous puissiez le secourir. — D'autres fois, l'apoplexie s'annonce pour ainsi dire par quelques symptômes précurseurs, tel que de violents maux de tête, des étourdissemments, une paralysie presqu'insensible d'abord de la langue.

Si l'attaque n'est pas mortelle, la perte de connaissance est le symptôme qui se dissipe le plutôt. — La paralysie persiste plus ou moins long-temps, et souvent toute la vie.

Les apoplectiques restent souvent dans un état d'enfance; les lèvres, un côté de la figure sont contractés, ce qui les défigure beaucoup. — Le premier remède à apporter, c'est la saignée, qu'on réitère au besoin une ou deux fois dans les 24 heures. Les sangsues appliquées derrière les oreilles, aux narines, procurent beaucoup de soulagement; à défaut de sangsues on place des ventouses scarifiées sur le cou, aux tempes; les pieds sont maintenus dans une température aussi chaude que possible. — On met en même temps des synapismes sur les extrémités inférieures, qu'on frictionne avec une teinture excitante.

Les purgatifs sont employés avec avantage; quelques auteurs ont dit que dès le début, les purgatifs drastiques (*très-violents*) étaient utiles; en effet on les emploie avec succès, mais je crois qu'on peut s'en passer le premier jour, quand on a recours aux saignées, aux sangsues, aux bains synapisés; après, ils remplissent le but de dérivation qu'on se propose. — Quand il y a un état comateux très prononcé, on emploie avec succès l'application de la glace sur la tête, aidée des purgatifs, des synapismes ; on ne saurait trop recommander d'avoir beaucoup de soins pour les apoplectiques. Les excès, l'ivresse, la colère assez familières aux marins, à terre surtout, dans les relâches, sont une cause si puissante d'apoplexie que l'on doit avoir momentanément égard à leur état, sauf à punir après. — Quand il reste une paralysie partielle, on ne devra qu'à l'usage des eaux thermales le rétablissement de la santé.

ENCÉPHALITE. — MÉNINGITE.

Pour ne pas embrouiller les capitaines et les personnes étrangères à la médecine qui se serviront de cet ouvrage, nous ne parlerons pas de toutes les divisions des maladies du cerveau, que sa structure et son anatomie ont obligé de décrire séparément, et d'appeler par un nom spécial.

Par le mot *encéphalite*, nous dirons: inflammation, maladie de toute la masse soit du cerveau, soit du cervelet. Cette maladie devrait être fréquente chez les marins, car l'insolation, les coups sur la tête, les fatigues, l'abus des liqueurs, etc. en sont autant de causes puissantes, et ces causes, nous les retrouvons à chaque pas dans la vie de l'homme de mer. Les pas-

sagers même sont soumis à plusieurs d'entr'elles, et les affections morales qui souvent les tourmentent, pour des motifs
divers, ne contribuent pas peu à les exposer aussi aux maladies du cerveau.

Symptômes. — Douleur forte et continue; tournements de tête, étourdissement,
engourdissement d'un des côtés du corps;
quelquefois convulsions en soubresauts de
ce côté. — Il y a parfois du délire, une
agitation générale avec mouvements con-
vulsifs, la peau est brûlante, le pouls dur
est plus ou moins fréquent; la bouche est
toujours sèche, la soif intense, continue,
la face, les yeux rouges; les urines sont
remarquables par leur rareté et leur couleur foncée.

A ces symptômes succède un abattement profond, un assoupissement, suivi
de paralysie plus ou moins générale, et
lente; la peau devient froide, la respiration rare, irrégulière; le coma (assoupisse-

ment de plomb) se prolonge, et souvent la mort vient mettre fin aux souffrances.

On peut voir, d'après la gravité de ces symptômes, combien il faut apporter de soins et d'activité dans le traitement. Dès qu'on a reconnu que le mal de tête ne cède pas aux moyens ordinaires, et que par son intensité et les symptômes qui l'accompagnent, il annonce que la maladie marche rapidement, il faut pratiquer une saignée générale; si l'on a des sangsues, en mettre un grand nombre derrière les oreilles, autour du cou; les ventouses ont besoin d'être appliquées avec soin, et renouvelées plusieurs fois dans la journée pour suppléer aux sangsues; il faut aussi les faire couler le plus longtemps possible, par des cataplasmes émollients ou de l'eau chaude; on applique sur la tête des compresses embibées d'eau bien froide mêlée avec du vinaigre; des bains de pied fortement synapisés sont utiles et peuvent soulager. — Après ces premiers moyens, il faut appliquer un vésicatoire à chaque bras et même à la nuque, un peu bas, entre les deux épaules ; les synapismes aux extrémités inférieures ; une chaleur forte sur ces extrémités pendant qne la tête est recouverte de réfrigérants. A l'intérieur, on donne des lavements purgatifs, l'émétique en lavements est aussi très utile (15 centigrammes à 0,40 centigrammes dans 320, à 350 grammes d'eau). On peut l'administrer également en lavage par cuillerées. — La boisson doit être de la limonade ou de l'orge avec une tranche de citron. On la donne froide au malade, peu à la fois et souvent. — Il faut se garder d'employer les vomitifs, car les efforts violents qu'ils déterminent, impriment au cerveau une secousse trop forte, et dès lors ils deviennent très nuisibles.

Il faut aider ce traitement par quelques soins hygiéniques, sans lesquel on réussirait difficilement.

Le malade doit être placé dans un lieu sec, aéré, propre, loin du bruit et toujours gardé par un homme qu'on relevera de temps en temps. Les marins s'aiment assez entr'eux, surtout sur le même bord, pour qu'on puisse se fier à leur amitié, quand on leur a bien expliqué ce qu'ils ont à faire. D'ailleurs les officiers seront là souvent, le capitaine surtout. — Quand le malade a le bonheur de se rétablir et qu'il entre dans la convalescence, il faut avoir beaucoup de soins et d'égards pour lui, car il a été bien mal, et garder les plus grands ménagements pour son régime et son travail.

MÉNINGITE.

Les symptômes de la méningite sont à peu près les mêmes que ceux de l'encéphalite (inflammation de l'encéphale). Il en est quelques-uns cependant qui les distinguent l'une de l'autre. — Ainsi dans la méningite, il y a grincement des dents, distorsion des traits de la face, le malade pousse un cri particulier, qui n'est pas continu (*on dirait que ces cris sont causés par de violents spasmes ou des coliques, quand la douleur reprend très vive après un moment de calme*). Il semble se reveiller en sursaut; il y a des soubresauts violents, quelquefois un peu d'écume à la bouche. Le pouls dur est fréquent, irrégulier, la langue très rouge et sèche. La soif plus ou moins intense, les urines très rouges. Comme dans l'encéphalite, à cet état succède un côma profond, quelques cris de temps en temps semblent le réveiller. — On le voit, il y a si peu de différence entre la méningite et l'encéphalite qu'on ne peut disconvenir qu'elles marchent ensemble.

Le même traitement doit leur être appliqué. Cependant, il arrive que dans les pays chaud, la méningite se présente avec le typhus, la fièvre jaune, le choléra, les ièvres ataxiques, etc., alors le traitement antiphlogistique n'a plus aucun succès. Nous en parlerons en traitant ces diverses maladies.

Quant à la commotion cérébrale, il en sera question aux maladies par cause externe, car elle est le résultat fréquent d'un coup, d'une chute, etc.

NÉVRALGIES.

On a donné le nom de névralgies à des maladies dont le symptôme principal est une douleur aiguë ou intermittente qui suit le trajet d'un nerf et de ses ramifications, sans qu'il existe aucune apparence extérieure du mal. Les causes de névralgie sont nombreuses pour l'homme de mer, car il est exposé à des variations brusques de température, à une humidité souvent froide et prolongée, et de plus, à des lésions extérieures, telles que chute, coups, etc., sur un nerf. Cependant de toutes les névralgies il est rare d'en rencontrer une autre que la sciatique, qui alterne bien des fois avec le rhumatisme articulaire, commun chez les marins.

Comme il peut se faire, pourtant, que des névralgies autres que la sciatique se montrent quelquefois, et que d'ailleurs un seul cas suffit pour embarrasser, nous allons donner les caractères les plus communs de ces maladies, et le traitement qu'on peut leur opposer avec le plus de succès.

Il y a douleur aiguë, brûlante sur tout le trajet du nerf, et souvent même de ses ramifications. Cette douleur est quelquefois obtuse, il y a alors engourdissement dans la partie, des fourmillements, des pulsations; à l'extérieur on n'aperçoit ni rougeur ni tuméfaction, la douleur est parfois si vive que les malades semblent fous, et prêts à être atteints de convulsions. Après un de ces accès, le mal semble disparaître, mais le calme n'est pas malheureusement de longue durée.

Il est rare, néanmoins, que la névralgie soit assez forte pour entraîner des complications ; mais si l'on n'y porte remède, la douleur prolongée et violente agit d'une manière fâcheuse et sur l'individu physique et sur le moral.

Les moyens les plus propres à combattre les névralgies ont varié suivant la médecine et les époques, mais à la mer, chez des hommes forts, patients, durs à la douleur et au mal, il vaut mieux agir vigoureusement, que d'employer des palliatifs, qui ne serviraient qu'à amuser le malade, et à faire perdre un temps précieux.

Dès le début, on doit appliquer, suivant l'étendue de la partie une ou plusieurs ventouses scarifiées sur le trajet de la douleur ; on recouvre ces ventouses d'un cataplasme de *farine de graine de lin, dans une décoction forte de pavot.* Une chaleur sera maintenue à la peau par ce cataplas-

me, et toute la partie affectée sera sous-
traite à l'influence atmosphérique. J'ai vu
souvent ces moyens simples et faciles arrêter le mal. On n'est pas toujours assez
heureux pour obtenir aussi vite ce résultat,
et de suite il faut recourir à d'autres
moyens. Ainsi on a beaucoup vanté les
frictions avec le laudanum, le liniment
opiacé, etc... Quant à moi, je crois que
ces frictions ne peuvent nuire, sans doute,
mais il est certain qu'elles ne seraient presque jamais bien faites, et d'ailleurs leur action serait trop lente. — Le moyen que
l'on doit préférer, et dont on ne peut nier
la prompte efficacité, c'est le vésicatoire.
On peut essayer de l'appliquer d'abord volant, c'est-à-dire qu'on le retire dès qu'on
voit la peau devenue rouge, enflammée,
avant que les vessies se forment. On le
promène ainsi sur toute la partie douloureuse, et même autour de cette partie. Si
le malade souffrait toujours de sa névral-

gie, que la douleur fut trop forte, on laisserait le vésicatoire faire des vessies, dénuder la peau, et on le panserait avec du cérat, sur lequel on aurait préalablement mis, acètate de morphine un demi à 1 grain (de 3 à 6 centigrammes, et jusqu'à 8 et 10 grammes). — A l'intérieur, on peut donner la racine de valériane en décoction; les pilules faites avec l'opium, ou l'acétate de morphine (4 pilules pour deux grains d'opium), (4 pilules pour 1 grain d'acètate de morphine.) On aide cette médication par les frictions avec un liniment ammoniacal, la térébenthine, etc., afin de déplacer plus facilement la douleur et d'irriter la peau.

Il est inutile, je pense, d'ajouter que l'homme atteint de névralgie sera dispensé du lavage du pont, du quart de nuit, quand il fera humide ou qu'il pleuvra; en un mot on ne l'emploiera pas aux occupations qui peuvent le faire mouiller, ou lui laisser les pieds dans l'eau.

Tels sont les caractères communs et généraux des névralgies, et les moyens qu'on doit employer pour les combattre. L'acupuncture a réussi quelquefois, mais il serait à craindre qu'elle ne fût pas bien pratiquée.

Quant à l'électro-puncture, c'est-à-dire au courant électrique, communiqué par le moyen d'aiguilles, on ne peut l'employer à bord, et il faut y renoncer. — Il est des douleurs névralgiques qui passent à la chronicité chez les marins, et qu'on ne peut que pallier, sans espoir certain de guérison. Les climats chauds sont un peu plus salutaires, les névralgies s'y dissipent d'elles-mêmes, mais dès qu'on revient vers des parages plus froids, le mal recommence. Une chose qu'on ne doit pas négliger, c'est de faire recouvrir de flanelle, si on le peut, la partie douloureuse (1). —

(1) La chemise et le caleçon de laine sur la peau remplissent parfaitement ce but.

Quand les névralgies paraissent comme les accès de fièvre, avec périodicité, inter- mittence, on emploie le sulfate de quinine avec **avantage**.

SCIATIQUE.

On appelle du nom *sciatique*, la névral- gie du nerf sciatique; la douleur part de l'échancrure ischiatique près du sacrum (l'os bertrand), se propage tout le long du nerf, à la partie postérieure de la cuisse jusqu'au creux du jarret, et souvent de là, elle se ramifie aux deux côtés de la jambe. — La sciatique est assez fréquente à bord, surtout chez les hommes sujets aux rhu- matismes. Les variations de température, l'humidité, la pluie, à laquelle on fait suc- céder la chaleur du lit, la développent promptement. — Elle passe souvent à l'é- tat chronique, mais alors, la douleur au lieu d'être aiguë, violente, devient sourde, le membre est comme engourdi, les ap- proches d'un orage ou d'un changement de temps la réveillent et l'exaspèrent même.

Le traitement est le même que celui des névralgies en général. On applique trois ou quatre ventouses scarifiées sur le trajet de la douleur; quand elles ont bien saigné, on les recouvre d'un cataplasme émollient arrosé avec quelques gouttes de laudanum.

On fait prendre au membre un bain de vapeur soit simple, soit aromatique, et on frictionne immédiatement après avec le liniment opiacé, la teinture ammoniacale avec addition de laudanum (*pour faire prendre le bain de vapeur, il suffit de faire bouillir de l'eau seule ou avec des aromates, de faire appuyer la jambe du malade sur un banc, un morceau de bois, et de placer le vase contenant l'eau bouillante sous la partie postérieure de la cuisse, on recouvre le membre d'un grand morceau de toile tombant jusques sur le plancher du poste, afin que la vapeur ne s'échappe pas,*

*et aille directement à la partie doulou-
reuse*). Si le mal ne cède pas, on applique des vésicatoires volans sur le trajet du nerf, indiqué par la douleur. On est quelquefois obligé de laisser dénuder la peau par le vésicatoire, et l'on panse après, avec l'acètate de morphine comme nous l'avons dit plus haut, au traitement des névralgies en général.

Cependant, lorsque la sciatique est chronique, il serait inutile, je crois, d'employer tous ces moyens, le plus simple et le plus rationel, c'est de faire mettre à l'abri de l'humidité, de calmer la douleur par des frictions avec le laudanum, l'huile d'amandes douces, dans laquelle on met quelques grains d'opium.

Les vésicatoires volans procurent souvent du calme.

MALADIES DES YEUX.

Il y a tant de genres de maladies des yeux, tant de complications, qu'il faut

s'arrêter à celles qui sont le plus fréquentes à bord.

OPHTALMIE.

On désigne ordinairement par ce nom,
l'inflammation de l'œil; on a donné à la
maladie de chaque membrane un nom particulier. Quant à nous, pour ne pas entrer
dans des détails qui exigent les connaissances anatomiques précises, nous dési-
gnerons par le mot d'*ophtalmie*, non-seulement l'inflammation des paupières, mais
encore celle de la conjonctive, et de presque toutes les membranes de l'œil, ce
que l'on peut faire, sans crainte d'induire
à erreur, puisque le traitement est, à très
peu de chose près, le même pour toutes
ces maladies.

L'ophtalmie peut être aiguë ou chronique: c'est au premier état qu'on la rencontre ordinairement à bord, où ses causes sont nombreuses. Heureusement la
constitution des marins les préserve sou-

vent de l'influence d'un tempérament lymphatique, et c'est à cela, je crois, qu'on doit l'absence presque totale de la chronicité. Lorsque les paupières seules sont enflammées, il suffit d'employer les décoctions émollientes, telles que l'eau de mauve, de graine de lin avec le pavot, pour dissiper le mal, en empêchant le malade de s'occuper d'un travail qui exige une fixité, une attention des yeux. Le mieux serait de le tenir à l'abri de l'humidité, de la lumière, et du froid; car sans ces précautions, l'inflammation se propagerait rapidement et la conjonctive serait malade aussi.

Quand l'ophtalmie est plus intense, et que l'*œil* (pour parler vulgairement) est rouge, non-seulement aux paupières, mais encore dans ce qu'on appelle le *blanc de l'œil*, il y a conjonctivite. Dans le début, il semble qu'un grain de sable roule entre les paupières et le globe de l'œil, il y a une chaleur forte, bientôt cuisson ; le blanc de l'œil (conjonctive) a tous les vaisseaux engagés, ce qui forme des ramifications rouges, ou bien il est rouge dans toute sa surface; le larmoiement est continuel ; les larmes sont âcres, la douleur est aiguë, forte ; les malades ne peuvent supporter la lumière. La douleur et l'inflammation occasionnent souvent la céphalalgie.

Le traitement de l'ophtalmie intense, de la conjonctivite, consiste à pratiquer des saignées générales et locales; seulement, il faut avoir le soin de faire ces dernières autour du cou, derrière les oreilles, mais jamais auprès de l'œil, parce qu'on s'exposerait à augmenter l'irritation et l'engorgement. Les sangsues seront appliquées derrière les oreilles; les ventouses, autour du cou, audessous de l'angle de la mâchoire. On fait prendre des bains de pied avec du vinaigre ou de la moutarde, on fait sur l'œil des lotions émollientes

(graine de lin, mauve, guimauve). Le malade est mis à l'abri de la lumière, et de l'humidité, on le tient presque à la diète, un purgatif léger, doux ne peut qu'être utile. Il est rare que l'ophtalmie ne cède pas à ces moyens, surtout lorsque la syphilis n'en est pas la cause.

Si le mal persiste, on applique un vésicatoire à la nuque; on fait des lotions astringentes résolutives, remplaçant ainsi la mauve, la graine de lin, par l'eau de rose, le sulfate de zinc (o gramme 15 à 20 centigrammes dans, 180 à 190 grammes de liquide), on emploie également l'acétate de plomb liquide, quelques gouttes. — Lorsque l'ophtalmie paraît persister malgré ces moyens, on tache de faire passer entre les paupières quelques gouttes d'une solution de nitrate d'argent (o gramme o5 centigrammes pour 32 grammes d'eau). — La pommade anti-ophtalmique doit être donnée aux hommes chez lesquels l'engorgement des paupières continue; elle est d'autant plus utile à bord, qu'on l'embarque toute prête, et qu'il suffit d'une bien petite quantité (*gros comme une lentille*). — Le malade s'en frictionne légèrement les paupières et s'endort là dessus.

Avant de faire reprendre le service entier à celui qui a été atteint d'ophtalmie, il faut s'assurer qu'il est bien guéri, et même pour quelques jours, l'exempter des quart de nuit, et de la vigie, surtout par un soleil chaud et éclatant.

Du reste, on doit empêcher les hommes, même avec les fortes chaleurs, de dormir sur le pont, à moins qu'ils ne soient abrités par une tente: sans cette précaution, ils sont exposés à contracter des maladies de la vue, toujours pénibles, quelquefois dangereuses.

Comme toutes les affections de l'œil sont généralement de nature inflammatoire, le traitement que nous avons indiqué pour l'ophtalmie, la conjonctivite, convient aussi dans ces circonstances, et on peut l'employer avec avantage.

MALADIES DE L'OREILLE.

OTITE.

La vie du matelot, à bord l'expose fréquemment à l'inflamation du *conduit auditif*, appelée *otite*, qu'on a divisée en *externe*, lorsqu'elle se borne presque au pavillon de l'oreille, et *interne* lorsque la membrane qui tapisse tout le canal et toute la caisse du tympan sont emflammées et malades.

L'humidité, le froid, un coup sur l'oreille; les courants d'air sur la tête, la propagation de l'inflammation de la bouche et de la gorge, enfin la malpropreté sont autant de causes de l'otile, causes qui certes sont fréquentes à bord. J'ai eu l'occasion d'observer des cas nombreux d'otite, sous les latitudes froides, quand les hommes quittent imprudemment leur bonnet de laine, avec lequel beaucoup ont la mauvaise habitude de coucher, ou bien lorsqu'après des journées brûlantes, ils dorment la nuit sur le pont, l'humidité leur étant très nuisibles. Si nous mentionnons toutes ces causes, c'est afin qu'on soit convaincu de l'utilité de l'Hygiène, qui peut en éloigner plusieurs essentielles.

Lorsque la maladie est externe; il y a douleur par moments assez vive, tintements d'oreille continuels, surdité qui passe et revient fréquemment. Le pavillon de l'oreille est rouge, irrité, le commencement du conduit auditif laisse voir aussi qu'il y a rougeur et irritation.—Si le mal vient d'un catarrhe , d'un refroidissement, on se trouve très bien de faire arriver la vapeur de eau bouillante sur l'oreille malade et sur tout le côté de la tête, on met de suite un mouchoir, on mieux la cravate de laine en mentionnère. Ce moyen seul m'a suffi assez souvent pour arrèter la maladie dans son début: si cela ne guérit pas, on fait des injections avec l'eau de mauve, de graine lin, on recouvre l'oreille d'un cataplasme émollient entre deux linges; on pratique des lotions avec de l'huile et de l'eau de pavot. Tous ces moyens combinés réussissent, nous pourrions presque dire, toujours. Dans le cas où le mal ne cèderait pas, on agirait plus énergiquement, car l'inflammation aurait gagné l'oreille interne. L'otite externe se termine le plus souvent par un écoulement séreux, auquel succède une sécrétion abondante de cette matière jaunâtre appelée *cérumen*.

Otite interne. L'inflammation est alors propagée et plus forte; la douleur est continuelle, plus aiguë; le moindre bruit, le moindre mouvement la rend insupportable; on n'entend plus de l'oreille souffrante. Le malade éprouve de violents maux de tête, il est inquiet, agité, souvent

il y a une forte fièvre. Quand l'inflammation de la gorge est la cause principale du
mal, la douleur vient jusqu'à la bouche,
au gosier, et le malade souffre davantage.

Pour combattre efficacement l'otite interne, il faut recourir de suite aux sangsues; à défaut, aux ventouses derrière et
autour de l'oreille; des cataplasmes émollients seront appliqués pardessus; on pratique des injections avec une décoction
forte de graine de lin, de guinauve.

Pour faire couler les sangsues comme
il faut, on peut employer la vapeur d'eau
de mauve, qui soulage bien des fois; car la
cause la plus fréquente de cette maladie
de l'oreille, à bord, vient du froid et de
l'humidité.

Après les émissions sanguines, on peut
donner un purgatif, appliquer un vésicatoire, un peu en arrière de l'oreille, tout
en continuant les injections et les lotions

émollientes. Quand l'écoulement qui survient ordinairement à la fin de l'otite, est presque dissipé, on peut remplacer les injections, les lotions émollientes par les astringents.

Si le gosier est malade, en même temps qu'il y a otite, il faut donner des gargarismes appropriés au mal de gorge, comme nous en avons déjà parlé.

L'otite peut devenir chronique, quand la syphilis, les dartres, les scrophules l'entretiennent; c'est alors que la surdité se déclare. Le malade doit être remis, dès l'arrivée à terre, entre les mains d'un médecin qui cherche à combattre la chronicité de l'otite, et les accidents qui sont venus la compliquer.

MALADIES DE LA PEAU.

On à divisé les maladies de la peau, en genres si nombreux, qu'il est impossible à un homme étranger à la médecine de comprendre toutes ces divisions, de bien saisir les caractères de chacune. Aussi, suivrons-nous une autre marche, ne parlant que de celles qu'on aura à soigner le plus souvent. — Nous dirons d'abord que si l'on ne veille à la propreté de l'équipage, on sera exposé à voir les hommes atteints souvent d'éruptions cutanées, qui ne présentent rien de particulier, ni de grave, et qu'un bain ou deux, avec du linge propre sur le corps, suffisent pour dissiper.

L'humidité, la fatigue font naître des *clous*, des *furoncles*, qui, d'abord, sous la forme d'un petit bouton à tête rouge, étendent peu à peu leur cercle inflammatoire (*leur cercle rouge*), grossissent et occasionnent des douleurs assez vives, mais auxquelles les marins ne font aucune attention, à moins que le furoncle ne se trouve placé aux articulations des bras ou des jambes, ce qui les gêne considérablement et doit les faire exempter presque de tout service.

On commence par bien nettoyer la partie où se trouve le furoncle. On le recouvre le soir de cataplasmes émollients, que l'on devrait entretenir pendant le jour aussi; mais comme bien des hommes ne veulent pas cesser le travail et jettent le cataplasme le matin, on le remplace alors par un emplâtre avec du dyachilon qu'on étend sur un morceau de linge, et qui hâte également, quoique moins vite, la *maturité du furoncle*. Bientôt le bouton devient blanchâtre, à la rougeur et à la tension de la partie *succèdent* un peu de fluctuation, une couleur plus foncée, et le furoncle crève de lui-même, ou bien on l'ouvre légèrement avec la pointe d'une lancette. On entretient encore un peu de cataplasme, ou un emplâtre de dyachilon, d'onguent basilicum et tout se borne là. Il est de ces furoncles qui ne sont qu'un symptôme d'affections internes graves, et dont les caractères ne sont pas les mêmes que ceux des furoncles simples. Ceux-ci à la vérité sont quelquefois longs et douloureux, mais on en vient facilement à bout par les moyens déjà indiqués.

GALE.

C'est une des maladies de la peau qui se présente fréquemment à bord, et qui se propage avec rapidité. On la reconnaît aux caractères et à la position des boutons. Ce sont de petites vésicules, quelquefois mélangées à des pustules dures à la base, transparentes au sommet, renfermant une sérosité limpide qui devient bientôt purulente. Il y a une démangeaison insupportable, surtout la nuit lorsque la chaleur du lit excite la peau.

Chez les gens du monde, l'intervalle des doigts, les mains sont les premières parties attaquées ; chez les marins au contraire, il serait imprudent de se fier à ce symptôme de position, vu leurs mains dures, calleuses et goudronnées. Les poignets, les articulations, le ventre sont recouverts de vésicules que le prurit excite à gratter. On les écorche et il se forme des croûtes jaunâtres, qui feraient presque méconnaître la nature du mal. — La malpropreté des hommes peut la développer rapidement, la propager et l'entretenir.

Le premier soin est donc celui de faire tenir propre tout l'équipage, et comme la gale est une maladie essentiellement contagieuse, il faut séparer les malades des biens portants, et les laisser isolés. On ne mélangera rien de ce qui leur sert avec les objets du reste de l'équipage.

Quand on aura fait prendre un bain aux galeux, on les fera frictionner matin et soir avec la pommade suivante :

Soufre sublimé. . . . . . . 62 grammes.
Sous-carbonate de potasse. 31 grammes.
Axonge . . . . 240 grammes.

Vingt-deux frictions suffisent ordinairement pour guérir; cependant il est prudent de pousser jusqu'à 3o.

En Belgique on a retiré de très bons effets de la pommade de Mormen :

<pre>
Fleurs de soufre. . . 1 partie.
Ardoise   pilée . . . . 1 partie.
Chaux vive . . . . 4 parties.
</pre>

On en donne 45 grammes pour chaque friction, trois fois par jour. — Douze à vingt frictions suffisent.

Enfin, il est une autre méthode préconisée par Dupuytren, pour combattre efficacement la gale, surtout chez les gens qui, comme les marins, ont la peau très dure dans certaines parties. Elle consiste à faire laver deux fois par jour, pendant 15 à 18 jours à peu près, les parties affectées de gale, avec :

<pre>
Sulfure de potasse. . . 124 grammes.
Eau . . . . 300 grammes.
Acide sulfurique. . . . 16 grammes.
</pre>

Il est bon d'aider ces moyens par une tisane dépurative (*décoction de salsepareille, de douce amère, de racine de patience*). L'appareil distillatoire de l'eau de mer, ayant donné d'heureux résultat, on n'aura plus besoin d'être si avare d'eau douce, puisqu'on pourra en avoir tous les jours; on fera dès lors prendre au malade quelques bains pendant son traitement. Ce n'est certes pas plus difficile à la mer qu'à terre, et l'on ne doit reculer devant aucun moyen pour guérir vite la gale, et en préserver un équipage tout entier. Un moyen qu'on peut employer encore, mais qui n'offre pas autant d'avantages que le bain, c'est le lavage du corps, avec de l'eau tiède, dans laquelle on a fait dissoudre du savon.

Il arrive quelquefois que la gale est rebelle à ce traitement, et qu'on ne peut mieux faire que d'en aider l'action par des bains sulfureux (un bain ordinaire dans lequel on met l'hydro-sulfure de potasse, en agitant jusqu'à ce que l'eau devienne bien blanche (*on emporte ces préparations anti-galeuses toutes faites et on n'a qu'à s'en servir, comme nous venons de le dire*).

Quand les malades vont bien, on doit faire laver le linge, et le soumettre à la vapeur du soufre, que l'on fait brûler sur des charbons ardents.

ÉRYSIPÈLE.

Parmi les causes de l'érysipèle, à bord, l'insolation en est une fréquente, il a reçu vulgairement le nom de *coup-de-soleil.* — Une compresse trempée dans l'eau et le vinaigre, appliquée sur la partie enflammée, diminue le mal, lorsqu'il est léger, et souvent ce topique entretenu toute la nuit, permet aux hommes de se livrer au travail le lendemain. L'eau de Goulard, est aussi un bon résolutif.

La partie frappée d'érysipèle est enflammée, rouge, brûlante, couverte de petites vésicules qu'on ne peut distinguer à l'œil nu, mais d'où naissent à la fin, par l'ouverture de ces bulbes, des croûtes qui se dessèchent vite, ou un plissement et une desquamation de la peau.

Quand l'érysipèle n'est pas accompagné de symptômes généraux, et qu'il est purement local, l'eau de Goulard, les résolutifs appliqués extérieurement, suffisent pour le dissiper, en soumettant le malade à un peu de diète, et à une boisson délayante (je crois cependant que l'érysipèle local, simple, sans complications, est presque toujours à bord le résultat de l'inclination.)

L'érysipèle peut être accompagné de symptômes généraux, tels que céphalalgie, fréquence du pouls, soif intense, lassitudes spontanées, etc.

On combat cet état par la saignée générales dès le début, par la diète, le repos, les boissons délayantes, on donne un vomitif ou purgatif s'il y a embarras gastrique ; il faut bien s'en garder pourtant, s'il y a inflammation de l'estomac ou des intestins, ce qu'on reconnaîtra d'après ce que nous avons dit au commencement de la thérapeutique.

On ne voit pas toujours le mal céder aux moyens dont nous avons parlé, et les malades restent souffrants. On a retiré de bons effets des vésicatoires appliqués sur les bords de l'érysipèle, d'autres les placent dessus, sur la partie même, ce que je suis loin d'approuver.

Mais il est un moyen que j'ai pu comparer à l'application du vésicatoire, c'est l'emploi de l'onguent mercuriel, en frictions sur la partie érysipélateuse (*on le donne à la dose de 8 grammes, chaque deux heures.*) Si la salvation survenait, si la bouche du malade s'irritait, etc. on éloignerait les frictions.—Je puis assurer avoir retiré de très bons effets de cette médication, dans plusieurs circonstances où l'exhanthème (éruption cutanée) était très étendu, accompagné de symptômes généraux, dans un climat humide, et froid (1).

Il est un érysipèle qui survient fréquemment après les lésions traumatiques, nous en parlerons en traitant de ces dernières.

L'érysipèle le plus dangereux et qui peut amener la mort, est celui qui envahit le tissu cellulaire *érysipèle phlegmoneux*. La tuméfaction est considérble, la chaleur brûlante, la pression la plus légère occasionne une vive douleur, le mal est accompagné des symptômes généraux déjà énoncés, plus ou moins graves, suivant l'étendue du mal et le degré d'inflammation de la peau et du tissu cellulaire.

(1) Je pourrais citer un grand nombre de faits observés par beaucoup de medecins dans des circonstances pareilles, mais il me suffit de les indiquer.

Quand l'érysipèle phlegmoneux paraît céder aux émissions sanguines, aidées de boissons délayantes et de la diète, on peut hâter la guérison par une compression égale et méthodique sur la partie. Ce moyen a réussi souvent. Mais souvent aussi le mal ne fait qu'empirer; l'inflammation s'étend, augmente d'intensité et les complications surviennent. Chacun a vanté dans ces circonstances un mode de traitement qui ne peut être adopté exclusivement, et qu'il faut modifier suivant la constitution de l'individu, et l'état de la partie phlegmoneuse. Ainsi les incisions sont parfois inutiles, et occasionnent des plaies longues et pénibles. Elles peuvent cependant être avantageuses quelquefois; on en pratique trois ou quatre peu profondes sur le phlegmon, et on dégorge ainsi la partie.

La compression qui procure d'heureux résultats quand le gonflement est plutôt œdémateux (molasse) qu'inflammatoire, ne peut convenir quand l'inflammation elle-même est forte, quand la partie est considérablement tuméfiée, et qu'un commencement de suppuration s'établit.

Le vésicatoire, que quelques auteurs ont conseillé comme dérivatif, nous paraît moins efficace que les frictions mercurielles, qui cependant ne sont pas d'une grande utilité, quand le mal est arrivé à un degré si avancé. — Lorsque les abcès ont décollé la peau largement, et qu'on veut guérir ces plaies avec rapidité, on se trouve très bien de la compression avec le sparadrap (il faut entourer bien exactement le membre de bandelettes de dyachilon gommé).

L'érysipèle phlegmoneux, qui malgré les moyens dont on le combat dans le début, marche toujours vers une inflammation plus forte, amène des complications fâcheuses, et se termine fréquemment alors par la mort.

SCARLATINE.

Cette affection contagieuse se déclare pricipalement sous les latitudes humides et pluvieuses. Elle s'annonce par une forte fièvre, l'apparition de petits points rouges qui font place à de larges plaques framboisées, sur des parties plus ou moins étendues du corps. Il y a en même temps une angine (mal de gorge) intense.

Elle peut se compliquer de symptômes cérébraux, gastriques. Les premiers sont ordinairement plus fréquents.

Quand on a affaire à un individu fort, robuste, une saignée est utile, dès le commencement; la diète, le repos hors des atteintes du froid et de l'humidité, sont indispensables. On applique ensuite des vésicatoires, des cataplasmes synapisés aux extrémités inférieures; une tisane d'orge nitrée doit être donnée aux malades, que l'on retient au poste jusqu'à ce qu'ils soient entièrement rétablis. — On combat

l'*angine*, les *symptômes cérébraux*, *gastri-
triques*, par les moyens dont nous avons
parlé au chapitre de ces maladies.

VARIOLE (*petite vérole*).

Si, avant d'embarquer des matelots,
on s'assurait qu'ils ont été vaccinés, la variole serait peu à craindre à bord; mais
cette précaution n'est pas prise souvent,
et la maladie attaque quelquefois les marins. — Elle peut se communiquer facilement à bord, vu l'espace resserré dans lequel sont logés les hommes, leur contact
perpétuel et l'air vicié par mille causes, et
le logement qu'on ne fait pas toujours tenir
assez propre. Ainsi donc, pour la variole
comme pour la gale, et pour une foule
de maladies même non contagieuses, il
faut séparer les malades, plutôt dans leur
intérêt encore que dans la crainte de voir
les autres devenir malades aussi.

Avant l'apparition réelle de la maladie,
il y a une incubation, ou des signes pré-

curseurs, tels que la céphalalgie, les lassitudes, le malaise, douleur à l'estomac, langue rouge, signes communs à d'autres affections. Les précurseurs auxquels on doit accorder la préférence, sont le larmoiement, le coryza (*écoulement par le nez, comme dans le rhume de cerveau*), accompagnés de sonnolence et de quelques mouvements fébriles. — Les pustules de la variole ont un certain volume, sont déprimées au centre; elles se remplissent après d'un liquide blanchâtre qui devient bientôt purulent.

C'est sur la face que paraissent les premières pustules à la suite de taches rougeâtres qu'elles remplacent; de là l'éruption s'étend aux bras, à la poitrine, et au reste du corps.

La variole a été divisée en *discrète* et *confluente*. Elle est *discrète*, quand les boutons sont clair-semés, qu'il y a une assez grande distance entr'eux ; *confluente*, lorsque au contraire, les pustules sont agglomérées et présentent une surface à peuprès continue.

Dans la variole discrète, les symptômes généraux sont moins intenses, il y a peu de fièvre. A mesure que l'éruption avance, ces symptômes diminuent (ordinairement du troisième au quatrième jour). Des boissons délayantes (la tisane d'orge, de riz, de mauve, etc.), la diète, le repos au lit, une chaleur tempérée; tels sont les moyens simples et faciles qu'on doit employer dans la variole discrète. On combat la céphalalgie par des bains de pieds synapisés, par des cataplasmes chauds sur les extrémités inférieures.

La variole confluente, est plus grave : cependant lorsque sa marche est régulière, que l'éruption se fait sans arrêt, sans entraves, il suffit d'employer les mêmes soins que pour la variole discrète; il serait prudent néanmoins de faire une saignée de 240 ou 250 grammes, si le malade est fort et vigoureux.

C'est à la face surtout que la variole est confluente; il y souvent fièvre, toux, coryza; les paupières sont garnies de pustules, qui les tuméfient considérablement, et empêchent d'ouvrir les yeux. — Le gosier, la bouche peuvent aussi être envahis par les pustules varioliques, et dèslors, on conçoit qu'il y a plus d'intensité dans tous les symptômes généraux.

Du cinquième au septième jour arrive la suppuration, les pustules sont alors d'un jaune foncé, la dépression disparaît, l'intervalle qui les sépare devient très rouge, tendu, quelquefois il y a un peu de diarrhée.

Outre la diète, le repos et la précaution dont nous avons déjà parlé, il faut employer les lotions tièdes avec la mauve, la graine de lin, la guimauve, sur les yeux; les gargarismes émollients contre l'inflammation de la bouche, contre l'angine que déterminent les pustules. Les pédiluves, les lavements avec la graine de lin, la guimauve, auxquels on ajoute quelquefois un peu d'huile de ricin, de crème de tartre, ne doivent pas être négligés. Les vésicatoires, les synapismes aident souvent l'éruption difficile à paraître ; ils agissent comme dérivatifs et sont fort utiles.

Du onzième au douzième jour (cela peut du reste varier), la dessication des pustules arrive. La face est comme recouverte d'un masque épais de croûtes jaunâtres, brunes, qui sont remplacées par des écailles furfuracées (*ce qu'on appelle des peaux-mortes*). Il y autour du malade une odeur désagréable, fétide même. La démangeaison est extrême, et si l'individu ne se contient pas, il s'écorche continuellement et il en résulte des plaies interminables.

Après la dessication on doit faire prendre un bain tiède.

Les soins hygiéniques doivent être bien observés à l'égard des varioleux; ainsi on les sépare du reste de l'équipage, on les place dans un lieu sec, aéré, pur, on entretient une chaleur douce dans ce lieu, et sous aucun prétexte on n'y fait pénétrer des courants d'air. Un régime doit être suivi pendant la convalescence, et l'exposition à la pluie, à l'humidité, interdite pendant quelque temps. Il est des hommes assez imprudents pour s'exposer aux variations de l'atmosphère pendant l'invasion de la variole, et l'on ne peut prévoir les conséquences terribles de cette imprudence.

SYPHILIS (vérole).

S'il est une maladie fréquente à bord, qui condamne souvent au repos les hommes les plus robustes et les plus intrépides, c'est la syphilis (vérole). Les habitudes des marins, habitudes que ne peut comprendre l'homme qui n'a jamais éprouvé de priva-

tions, leurs excès, leur alimentation à la
mer, tout concourt à développer la maladie; et ce qui la rend fréquemment plus grave, c'est l'insouciance des hommes, la hon-
te qu'ils éprouvent à avouer leur mal, et
le retard apporté dans les soins qu'elle
réclame. Toujours est-il vrai que la syphilis
est si commune dans tous les pays, dans
tous les ports de relâche, que la plupart des
matelots se trouvent atteints de ce mal si
le hasard ne les favorise. En France même
où les prostituées sont soumises à une
visite, dit-on, rigoureuse, la syphilis est
excessivement fréquente; que doit-ce être
dans les lieux où chaque femme peut vendre ses faveurs, quand elle veut, saine ou
malade, sans que personne vienne contrô-
ler ses actes. Je sais bien que, malgré les
précautions les plus minutieuses, la syphilis peut atteindre les hommes, surtout
les hommes adonnés aux liqueurs alcoli-
ques et abusant des plaisirs vénériens. Je

n'ignore pas que ce ne sont pas toujours les prostituées patentées qui sont le plus à craindre ; ce sont au contraire ces femmes qui cachent leur débauche et leur infamie sous les dehors d'une pruderie affectée, qui ne sont soumises à aucun examen, et qui se laissent *gangrener*, jusqu'à ce l'œil le moins clairvoyant voie le danger de leur contact, et j'oserai presque dire de leur souffle.

Aussi, dois-je insister sur le conseil que j'ai donné à l'Hygiène, de consigner un équipage quelques jours avant le départ, afin de s'assurer de l'état vénérien du bord ; car, soyez-en sûr, il est excessivement rare qu'un navire prenne la mer sans avoir quelqu'un *de pincé !* (expression très familière à bord, et que l'on me pardonnera.)

Pour mettre plus d'ordre et de précision dans les détails de la syphilis, pour abréger, autant que possible, je dirai que cette maladie se présente à l'état aigu ou chronique ; que dans le premier cas, elle affecte trois formes dont nous allons nous occuper avant de parler de l'état chronique.

Les formes sous lesquelles se présente la syphilis à l'état aigu sont : la *blennorrhagie* ou chaude-pisse ; les *chancres*, ulcères vénériens ; les *bubons*.

La *blennorrhagie* (gonorrhée, chaude-pisse) est très fréquente, et c'est, nous pourrions dire, la forme la plus commune. Il est bien peu de marins qui ne la reconnaissent, aussi je me contenterai d'indiquer les principaux symptômes. L'écoulement blanc verdâtre qui a lieu par le canal de l'urètre, les érections fréquentes et douloureuses, surtout avec la chaleur du lit ; le fréquent besoin d'uriner qu'on éprouve (et chaque fois c'est une douloureuse cuison dans le canal), tels sont les signes bien certains de la blennorrhagie. Souvent le gland et le prépuce sont un peu tuméfiés à cause de l'irritation déterminée dans cette partie. Malgré cet état, on ne se plaint pas toujours, et ce n'est que lorsqu'on est assuré d'être réellement malade par les vives souffrances qu'on éprouve, qu'on se décide à accuser son mal.

Le premier soin qu'on doit prendre à bord, c'est de donner au malade un suspensoir qu'il ne quittera pas ; cette précaution est d'autant plus utile, que les hommes atteints de blennorrhagie ne gardent pas le repos. On pourrait craindre une *chaudepisse cordée* (c'est l'empêchement apporté par la violence de l'inflammatiou au redressement de la verge), ou bien *la chute de la blennorrhagie dans les bourses*. Qu'on me permette cette expression familière aux marins et qui leur désigne mieux que des phrases les accidents qu'ils ont à redouter. — Ainsi donc, le suspensoir est indispensable. — Si l'inflammation n'est pas trop forte, on prescrit au malade des bains locaux émollients tièdes, dans lesquels il plonge toute la verge et qu'il repète souvent (décoction de guimauve, de graine de lin); il boit plusieurs fois par jour de la tisane de mauve, d'orge, etc.... On supprime le vin, l'eau-de-vie, le café, les salaisons, et aux légumes on ajoute de temps en temps quelques aliments peu excitants, plutôt fades que salés ou épicés. La diminution dans la ration est nécessaire les premiers jours pour abattre en partie l'inflammation.—Quand le temps est froid, humide, pluvieux, il est très prudent et même nécessaire d'exempter du quart de nuit.

Si l'inflammation est très forte, si les douleurs sont vives, intolérables, il faut de suite pratiquer une saignée, ou mieux, si l'on a des sangsues, les appliquer au périnée (entre l'anus et les parties génitales). Il faut mettre en même-temps le malade à la diète au moins quelques jours et l'obliger à prendre des bains émollients aussi fréquemment que possible et le plus largement qu'il pourra.

On emploie les moyens dont nous avons parlé, tout en veillant à ce qu'on exécute d'une manière bien exacte ce qui a été prescrit. — Quand l'inflammation est dissipée, quand les érections sont beaucoup moins fréquentes et moins douloureuses, l'amélioration est sensible et annonce une guérison prochaine. On ne doit pas cesser le traitement bien simple que j'ai déjà indiqué, et il faut attendre, pour administrer quelque remède, que les douleurs aient tout-à-fait disparu, et que l'écoulement soit devenu blanc, très clair (comme de l'eau blanche), alors vous pouvez donner, *copahu, cinq grammes* matin et soir, et favoriser la disparition de l'écoulement par quelques injections *avec l'eau blanche* (*solution d'extrait de Saturne*).

Tel est le traitement ordinaire qu'on peut employer d'une manière génerale; mais il n'est pas le seul, et comme la syphilis est très difficile à soigner à la mer, vu l'imprévoyance des hommes, leur impatience et leur séjour à bord, on peut appliquer d'autres traitements, ou bien modifier celui dont je viens de parler, suivant le caractère du malade, sa constitution, etc..

Voici en quoi consistent ces modifications. Quand un homme se plaint d'être atteint de blennorrhagie, ont peut, s'il est vigoureux, pratiquer une saignée générale, le mettre à la diète pendant 24 heures; lui faire prendre dans cet intervalle beaucoup de bains émollients, de la tisane de mauve, d'orge, de riz ou autre, et, s'il est possible, lui donner deux bains de siége, légèrement tièdes (suivant la saison, les parages); lui faire pratiquer des injections continuelles dans ces bains, et après 24 heures de ces soins et de repos, administrer *le copahu* 15 grammes par jour en deux fois, pendant trois et même quatre jours. Ce mode de traitement a réussi quelquefois, et la blennorrhagie a disparu sans accidents ultérieurs. On a aussi obtenu de bons effets de l'administration du copahu à dose assez forte dans le début de la maladie, mais je dois dire que je l'ai vu si souvent échouer dans des cas analogues, que je ne crains pas de le rejeter, du moins d'une manière générale. Quelques rares exceptions ne confirmant pas la règle, on ne peut pas toujours agir aussi vigoureusement, et toutes les constitutions ne se prêteraient pas à ce traitement. Les hommes forts, bien robustes, doués de beaucoup d'éner- gie le supportent mieux ; chez eux, il y a des chances de succès certains.

On a souvent à soigner des individus qui s'imaginent guérir leur blennorrhagie par une impression subite, telle que l'im- mersion dans une eau froide, un coup ap- pliqué sur la verge, etc..... Ces moyens sont généralement repoussés par les malades eux-mêmes, et sauf quelques excentricités, ils trouvent rarement des approbateurs. On doit même veiller à ce qu'on n'y recoure jamais, par crainte des accidents qu'ils peuvent déterminer. Quelquefois l'écoulement ne cesse pas entièrement après le traitement rationnel dont nous avons parlé ; il reste souvent un suintement qu'on a souvent beaucoup de peine à faire disparaître, et qui cependant ne peut plus être nuisible. — Dans ce cas, on a obtenu des résultats heureux et assez prompts des injections avec le nitrate d'argent (0,05 centigrammes par 30 grammes d'eau distillée). Les injections avec l'extrait de Saturne (*eau blanche*) avec le sulfate de zinc, sont aussi employées sur la fin du traitement, lorsque les injections émollientes, les bains locaux, la tisane, le régime ont abattu l'inflammation, et que l'écoulement semble persister, quoique moins abondant, réduit à quelques gouttes, ou même à ce qu'on appelle *la goutte militaire.* — Un ou deux bains généraux seraient aussi fort utiles à la fin de la maladie.

Chancres. — Les chancres sont des ulcères vénériens qui peuvent envahir le gland, le prépuce, la verge primitivement, et consécutivement la bouche, le pharynx, les fosses nasales et d'autres parties encore.

L'habitude a rendu les marins experts dans le diagnostic de ces ulcères et ils se trompent bien rarement. C'est donc sur leur traitement qu'il faut insister.

Si on peut prendre les chancres dès leur principe, le meilleur moyen est de les cautériser tout de suite, en ayant soin de donner quelques bains locaux émollients, et de soumettre le malade à un régime assez sévère. Ce ne serait pas assez pourtant, car les chancres détruits, le mal local disparaissant, l'infection générale pourrait exister encore. Mais au lieu de donner le mercure à l'intérieur, il vaut mieux alors faire pratiquer des frictions aux aînes et aux aisselles avec la pommade mercurielle pendant huit, dix ou douze jours, deux ou trois fois par jour. — Il est impossible ou à peu près de prendre ainsi le mal *à sa racine ;* car, en supposant que les hommes s'en aperçoivent, ils se feront illusion et ne croiront être malades que quand le chancre aura acquis une certaine étendue, et que l'aspect de l'ulcère ne leur laissera plus aucun doute sur sa nature. Il faut dès lors avoir recours à une autre médication, car l'ulcère vénérien n'est pas dans ce cas un mal purement local, mais un symptôme de syphilis à peu près générale. On doit faire prendre à la verge des bains locaux émollients (graine de lin, mauve), déterger la petite plaie avec la même décoction, afin de la tenir bien propre et d'empêcher que le pus du chancre ne communique aux parties environnantes le mal que vous combattez. — La détersion (le lavage) avec l'eau pure et simple n'est pas moins avantageuse, car la propreté est le premier remède, et pour qui connaît la vie et les habitudes des hommes de mer, on sent qu'il faut insister fortement sur cette précaution.—Quant au pansement du chancre; il est très simple ; il suffit de couvrir l'ulcère après l'avoir bien baigné, bien détergé, sans y produire pourtant une irritation même peu vive, de calomélas ou de cérat calomélisé; on applique un petit plumasseau de coton bien cardé (1), et on entoure la

(1) On a préféré jusqu'à ce jour la charpie au coton cardé, et cependant, dans bien des circonstances les fils de la charpie irritent la surface de la plaie, la font saigner, soit par leur séjour, soit par les tractions qu'ils opèrent quand on les enlève dans le pansement. — D'ailleurs il y a encore une considération assez importante en faveur du coton cardé, c'est qu'à bord, il est bien plus facile à un capitaine comme à un matelot ou un passager, d'étendre des cérats, des onguents et autres topiques sur un plumasseau de coton cardé, tout uni, tout prêt, que de faire d'abord un plumasseau avec des fils de différente longueur, chose dificile pour eux, et ensuite d'enduire ce plumasseau pes topiques nécessaires , ce qui ne leur est pas commode, et les impatiente assez pour les y faire renoncer.

verge d'un linge de toile. Il est prudent de tenir la partie relevée au moyen d'une bande, d'un mouchoir, pour éviter tout frottement contre les caleçons, la chemise de laine, et pour être plus certain que le pansement sera maintenu.—Cette méthode est bien simple, et certes, très facile ; aussi est-on sûr de voir cicatriser promptement les chancres même les plus étendus. S'il arrivait par hasard que la plaie ne s'avivât pas assez vite, si l'ulcère restait fongueux, d'un aspect sale et blafard, il faudrait le toucher légèrement avec le nitrate d'argent pour vivifier le fond et les bords de la plaie ; on panserait après, comme je l'ai indiqué plus haut. — Quelquefois les chancres occasionnent de vives douleurs et font beaucoup souffrir les hommes ; alors, au lieu de saupoudrer leur surface de calomel, on doit les panser avec du cérat opiacé jusqu'à ce que les émollients et l'opium aient calmé les douleurs. Tel est le traitement local le plus facile à bord et le plus sûr d'obtenir de bons résultats. Quant aux moyens internes, ils consistent dans l'usage des pilules de Dupuytren, la liqueur de Wan Swiéten ; on doit choisir autant que possible pour les administrer une température à l'abri du froid humide.

Le développement des chancres à la face interne du prépuce, sur le gland, à la couronne du gland, peut donner lieu à des accidents qu'on néglige trop quelquefois et qui prolongent la maladie, si même ils n'amènent pas des désordres graves dans la partie affectée. —Ces chancres peuvent, par leur contact avec le prépuce, déterminer une forte inflammation et occasionner un *phimosis*, c'est-à-dire, empêcher de mettre le gland à découvert en retirant le prépuce en arrière. Celui-ci, rouge, gonflé, laisse à peine un passage à l'urine, et de là, non-seulement, une cuison douloureuse, insupportable ; mais encore une grande difficulté de pouvoir soigner les ulcères qu'il cache.—Une ou deux saignées générales sont utiles alors; on fait des injections presque continues de graine de lin ou de guimauve entre le gland et le prépuce; on éloigne un peu plus les bains locaux, mais on doit veiller à ce que les injections soient faites fréquemment; c'est le seul moyen de diminuer l'inflammation, et de pouvoir mettre à nu les chancres, qu'il faudra panser après comme nous l'avons dit. Dans cette position, les malades ne doivent absolument rien faire; leur mal est assez grave, assez douloureux pour qu'il leur soit impossible même de marcher un moment. On profite de ce repos pour les tenir allongés, ou du moins étendus, et mettre sur le prépuce, extérieurement, un cataplasme infiniment léger, ou une compresse imbibée d'une forte décoction de graine de lin. On aidera ainsi l'action salutaire des injections, et on arrivera plutôt à la cessation du phimosis.

Je crois inutile d'ajouter que dans ce cas, le régime doit être presque celui de la diète pendant plusieurs jours. Un peu de soupe matin et soir, et parfois un petit morceau de biscuit, telle doit être l'alimentation de ces malades. Il serait inutile de vouloir les mettre à la diète rigoureuse; ils tromperaient la vigilance la plus active, et probablement ce qu'ils se feraient donner alors par leurs camarades, leur serait plus nuisible que ce qu'on leur permettra. —Quand l'inflammation aura disparu et quand les chancres marcheront vers la guérison, on pourra remettre les hommes au travail, sans être trop exigeant pour eux, mais on continuera de les tenir au régime : point de salaisons, de vin, d'eau-de-vie, de café; rien d'excitant enfin. — Je n'ai pas parlé de ces phimosis dans lesquels il y a urgence d'inciser le prépuce depuis la base du gland jusqu'à l'extrémité. J'indiquerai la manière d'opérer en parlant des petites opérations de la chirurgie. Cette nécessité d'inciser le prépuce est urgente, lorsque les injections émollientes répétées, les lotions calmantes, le régime et les saignées n'ont pas diminué assez l'inflammation, pour permettre le pansement des chancres. C'est d'ailleurs le seul moyen de pouvoir juger du mal, de son étendue et de sa gravité, et d'éviter une désorganisation fâcheuse.

Bubons. — C'est la forme de la syphilis qui exige le plus de repos à bord. Les hommes résistent pendant quelque temps, mais les plus vigoureux sont eux-mêmes contraints de s'y résigner. La douleur qu'ils éprouvent en marchant est très vive; elle serait intolérable s'ils montaient dans la mâture pour la manœuvre, ou s'il fallait qu'ils s'affalassent rapidement dans les embarcations. — Lorsque les hommes se plaignent dès qu'ils éprouvent des douleurs dans l'aîne, et que par leurs antécédents on peut craindre que ce soit du mal vénérien, il sera plus facile de les guérir, on pourrait même dire, d'arrêter le mal à son origine. On doit appliquer de suite 20 ou 25 sangsues autour de la tumeur naissante qu'on sent sous les doigts; on les fait bien couler, et avec quelques cuillerées de liqueur de Wan Swiéten, et quelques frictions avec l'onguent mercuriel, le mal diparaît presque toujours. — Malheureusement il est rare d'avoir des sangsues à bord, et les ventouses scarifiées ne peuvent les suppléer. J'en ai fait l'expérience, je l'ai vu faire, et non-seulement leur application est douloureuse, mais elle n'est suivie d'aucun résultat heureux; elles ne peuvent même pas servir à hâter la résolution du bubon. On a fait avorter quelquefois les bubons en faisant frictionner avec la pommade mercurielle après une saignée, en observant un régime sévère et gardant le repos.

Il n'en est pas souvent ainsi, et malgré

ces précautions, la tumeur se développe et acquiert même un volume assez considérable. — Dans ce cas, il faut la recouvrir de cataplasmes émollients, faire garder le repos, suivre un régime toujours sévère et donner à l'intérieur des pilules anti-syphilitiques, la liqueur de Wan Swiéten, ou extérieurement les frictions mercurielles. Quand le bubon est à maturité, quand on sent la fluctuation, qu'on aperçoit un point où la présence du pus est certaine, il ne faut pas attendre que la peau soit *usée* pour donner passage à cette sanie purulente, à ce pus mêlé de sang noirâtre, d'une odeur désagréable. Les souffrances sont vives, les élancements qu'accuse le malade se prolongeraient, et ce serait ajouter du temps perdu aux douleurs qui fatiguent assez d'elles-mêmes. Il vaut mieux en débarrasser promptement, en donnant un coup de lancette à la partie où la peau est amincie, où la présence du liquide indique la ponction.

On recouvre de cataplasmes émollients, après avoir eu le soin d'introduire dans la petite ouverture un ou deux fils de charpie roulés en forme de mêche pour faciliter la suppuration. — On continue le régime, le repos et les frictions, ou les anti-syphilitiques à l'intérieur. — Le bubon diminue alors promptement et il ne tarde pas à permettre la marche et bientôt le travail. Il ne faut pas pourtant piquer avec la lancette avant d'être certain que la fluctuation (ce mouvement communiqué au pus ou à toute autre liquide par la pression) existe, et qu'il y a un point où la présence du pus (de la sanie purulente) n'est pas douteuse. — On a employé quelquefois la potasse caustique pour que le cautère établi ainsi accélerât la suppuration. Ce moyen ne doit pas être rejeté ; il peut même être fort utile, mais il occasionne par fois des trajets fistuleux, et son application demande un peu d'habitude et beaucoup de précautions. Nous en parlerons à la chirurgie.

On a retiré de très bons effets de l'application d'un vésicatoire sur le bubon, vésicatoire qu'on panse le lendemain avec le deuto-chlorure de mercure. — On fait un petit emplâtre vésicant qu'on arrose de quelques gouttes de teinture d'iode ; on l'applique sur le bubon, et quand on juge qu'il doit avoir produit son effet, on enlève l'épiderme qu'il a soulevé, et on met sur la plaie, de la charpie, ou du coton en rame, imbibéé d'une solution de deuto-chlorure de mercure (1 *gramme pour* 35 *grammes d'eau*). Cette méthode est douloureuse dans les premiers pansements, mais elle offre les avantages d'une guérison rapide, et permet au mercure de s'introduire dans l'économie, sans qu'on le donne alors a l'intérieur. — S'il existe quelque trajets fistuleux, quelque plaie qui se cicatrise difficilement, on la touche avec un peu de nitrate d'argent ou avec une légère solution de ce caustique (0,05 centigrammes pour 3o grammes d'eau distillée. — Le repos, le régime sont indispensables.

FIÈVRES.

Il n'est peut-être pas de maladies qui ait donné lieu à plus de discussions, plus de théories, plus de controverses, et je puis dire, plus de divisions dans la science que ce qu'on appelle *fièvres*. — Je ne puis, on le pense bien, aborder ici la question dans toute sa profondeur et son étendue ; je ne dois même pas l'effleurer. — Je dirai seulement que plusieurs hommes distingués dans l'art de guérir, ont vu dans les fièvres une analogie très grande avec les irritations, les phlegmasies (1) de l'estomac et des intestins, et comme j'ai déjà fait observer que chez les marins, ces phleg-

(1) Phlegmasies, inflammations avec fièvre, expressions plus particulièrement consacrées à désigner l'état inflammatoire des organes intérieurs.

masies étaient très fréquentes, l'attention doit être portée sur les organes les plus exposés à ces inflammations.

Fièvres bilieuse, entéro-mésentérique, typhoïde, adynamique, putride, ataxique, etc., etc..... Telles sont les dénominations qu'on emploie; mais on conviendra que ce serait inutile de nous occuper de toutes les divisions admises pour les fièvres. Cependant, il est assez important de dire un mot des fièvres intermittentes (*fièvres d'accès*), puisqu'elles peuvent se développer soit à bord, dans certains parages, sous l'influence d'un froid humide, suivant les exhalaisons du navire, soit dans quelques lieux de relâche ou des terrains marécageux; la température et d'autres causes peuvent favoriser leur invasion. — Je vais donc tâcher d'indiquer les moyens de les bien reconnaître et de les combattre, ou la thérapeutique propre à ces fièvres.

La fièvre intermittente est, comme son

nom l'indique, celle qui paraît et disparaît successivement à des intervalles plus ou moins éloignés. Ce sont ces intervalles de calme qu'on appelle *apyrexie*. — Tout accès de fièvre intermittente a trois temps ou trois périodes. Dans la première, il y a des frissons, des baillements, tremblement de tout le corps, chair de poule, pâleur générale; le pouls est petit, inégal, concentré (*Période de froid*). — Dans la seconde, au contraire, la chaleur est développée, la peau est épanouie, colorée; la soif est vive, fréquente; il y a de l'agitation, de l'anxiété; l'urine est rougeâtre; le pouls est développé (*Période de chaleur*). — Dans la troisième, la sueur est plus ou moins abondante; le pouls est mou, il se ralentit; les accidents disparaissent ensuite jusqu'à un nouvel accès. Les accès peuvent se renouveler chaque jour, à la même heure ou à peu près; la fièvre est dite alors *quotidienne*; tous les deux jours, on l'a dit *tierce;* tous les trois jours, *fièvre quarte.* — Si les accès s'enchaînent et passent du froid au chaud, sans qu'il y ait la période de sueur, on appelle cette fièvre, *fièvre rémittente.* La fièvre tierce est la plus fréquente. Tels sont les symptômes qui font reconnaître la fièvre dont nous nous occupons ici, et qui la définissent le mieux. Je ne parle pas de ces fièvres simples, de ces mouvements fébriles dans lesquels il y a chaleur à la peau, accélération du pouls, et qu'un peu de diète, avec quelques tempérants et rafraîchissants fait disparaître, à moins qu'elles ne dépendent d'une vive irritation, d'une maladie interne ou externe. — Le froid humide peut développe. la fièvre intermittente. Généralement les affections catarrhales (rhumes violents, courbatures, etc....), produites par le froid humide présentent des effets analogues à cette fièvre. On éprouve des frissons, du froid, puis, des moments de chaleur plus ou moins forte; la périodicité peut s'emparer de ce malaise, et donner au mal le caractère des fièvres intermittentes, surtout si la cargaison du navire, si l'eau de la cale, si le navire lui-même laissent échapper des exhalaisons délétères. Malgré le caractère de périodicité, d'intermittence même que peuvent revêtir les fièvres catarrhales, je ne crois pas qu'on puisse leur appliquer la dénomination rigoureuse de fièvres intermittentes (fièvres d'accès) et leur thérapeutique. Il suffit, pour les premières, de préserver du froid, de l'humidité surtout; de modifier le régime du malade, et de lui donner quelques verres d'une infusion de camomille, d'absynthe. — Le beau temps suffit quelquefois pour débarrasser de ces fièvres catarrhales. Il peut arriver pourtant que chez quelques hommes robustes, sanguins, la fièvre soit trop forte (qu'il me soit permis de parler ainsi); alors une petite saignée est utile.

Dans le cas où il y aurait embarras d'estomac, où les malades auraient envie de vomir, on peut donner, avec confiance, un vomitif. — Quant aux fièvres intermittentes, proprement dites, je crois que la cause seule est dans l'influence miasmatique, et ce sont celles-là qu'il est souvent si difficile de guérir, alors même qu'on en a fait cesser la cause.

Lorsque plusieurs accès, tels que nous les avons indiqués, ont donné la certitude qu'on a à soigner des fièvres intermittentes, il faut administrer le fébrifuge qui jusqu'à présent a été reconnu le plus efficace, quoiqu'il il ait échoué souvent ; *le sulfate de quinine.* On ne peut se faire une idée des difficultés que présente le traitement de ces fièvres. Il en est qui ont résisté à l'emploi du sulfate de quinine le mieux administré, à diverses médications le plus sagement combinées, et qu'on a vu disparaître, tantôt par l'effet du remède le plus simple et le moins actif sur notre économie, tantôt par suite d'un accident, d'une émotion, ou avec le temps seul. Je ne rechercherai pas ici cette différence dans les résultats de thérapeutiques diverses; je ne dois pas même parler de tous les moyens qu'on a préconisés, car ils pourraient échouer dans des cas analogues à ceux où leur emploi a été couronné de succès. — J'indiquerai ce qu'il y a de plus rationnel, et dont l'expérience à démontré la supériorité.—Pendant la période de froid, on fait prendre au fiévreux pour boisson, de la tisane de camomille romaine, d'absynthe, de chicorée. Pendant la période de chaleur et de sueur, on a le soin de faire éviter au malade tout ce qui pourrait amener une suppression de transpiration, ou augmenter la chaleur au point de faire craindre des accidents vers le cerveau ou quelqu'autre organe. — Après l'accès, pendant l'apyrexie, c'est-à-dire, pendant le calme, l'intervalle d'un accès à l'autre, on administre le sulfate de quinine. On donne quinze à vingt grains en trois ou quatre prises, en l'incorporant dans de la mie de pain, sous forme de pilules. C'est le moyen le plus commode et le plus agréable, et les malades le prennent plus facilement.

On n'est pas encore bien d'accord sur le moment favorable à l'administration du sulfate de quinine. — Les uns ont voulu qu'on le donnât immédiatement après l'accès; d'autres, quelques heures avant, et chacun a avancé des faits à l'appui de son opinion. Quant à moi, je crois qu'avant d'administrer le fébrifuge, il faut attendre quelques accès; soumettre pendant plusieurs jours le malade à un régime doux et tempérant, ne serait-ce que dans la crainte que le tube digestif fût irrité (ce qui n'est pas rare dans ces cas); et, pour que le quinquina soit supporté plus facilement, il vaut mieux en retarder l'emploi quelques jours de plus, que trop se hâter.   10.

On donne le sulfate de quinine à la dose de (12 à 20 grains) 60 centigrammes à 1 gramme, en trois prises ; on fait 3 pilules de 20 à 3o centigrammes chacune ; on y ajoute un peu d'opium , et on incorpore le tout dans de la mie de pain (il est préférable de les prendre toutes prêtes) ; ou bien, on fait trois paquets de la poudre fébrifuge et on les délaye chacun dans un peu d'eau sucrée , en ayant le soin d'y verser une goutte ou deux d'acide sulfurique , pour rendre la quinine parfaitement soluble. On peut aussi, dans ce cas, ajouter une faible partie d'opium , pour prévenir les diarrhées qui peuvent survenir. On voit par là combien les soins que j'ai recommandés pour le tube digestif sont nécessaires avant l'administration du quinquina. C'est ordinairement 6 heures avant l'accès qu'on donne le sulfate de quinine (les 3 paquets dans l'espace de deux heures). — On peut ne voir aucune amélioration les premiers jours; mais il ne faut pas se lasser et surtout ne pas augmenter les doses du sulfate; car il est inconstable que ce médicament agit avec plus d'efficacité à doses ordinaires, petites, que lorsqu'on le donne à des doses élevées. — Quant au régime qui doit accompagner l'administration du remède, je ne puis le préciser ici, puisque les ressources alimentaires varient suivant les navires, suivant la longueur du voyage, les points de relâche où l'on se trouve, etc... — Ce régime doit être calmant, doux, et surtout dirigé de manière à ne pas aider l'action irritante du quinquina sur la muqueuse intestinale (sur l'estomac et les intestins). — Nous avons si souvent parlé du régime à bord, qu'il suffira de jeter un un coup-d'œil sur les premières pages pour reconnaître les détails.

Quand le sulfate de quinine agit efficacement, on voit d'abord les accès plus éloignés les uns des autres; ensuite ils disparaissent; mais il ne faut pas cesser de suite l'usage du quinquina. On peut en diminuer la dose ou éloigner les moments de l'administration du remède, jusqu'à ce qu'on soit assuré, ou à peu près, que les accès ne reparaîtront pas. Le malade n'en reprendra pas plus vite son état normal, car il reste souvent une grande pâleur, du découragement, un peu de faiblesse, peu ou point d'appétit, des frissons; mais quelques jours de soins et d'un régime un peu tonifiant achèveront de lui donner la santé. — Il ne suffit pas toujours, dans les lieux marécageux, dans les parages où règnent épidémiquement les fièvres intermittentes, de combattre la maladie par la thérapeutique que nous venons d'indiquer, il faut encore détruire la cause, si l'on peut, ou s'en éloigner. On fait observer plus rigoureusement les préceptes hygiéniques, si l'on se trouve sous le vent des marais, des exhalaisons miasmatiques d'une baie, d'un port, d'un marécage, se placer au vent, ou du moins dans une position qui laisse passer les miasmes, les exhalaisons pernicieuses, sans que le navire y soit exposé. La direction du vent, la sûrété du mouillage et bien d'autres nécessités ne laissent pas toujours le choix ; mais, autant que possible, il faut se mettre à l'abri, combattre l'influence délétère par un redoublement de précautions, et empêcher les hommes de passer la nuit à terre, au vent, ou sur le pont, car c'est alors surtout que les émanations sont nuisibles, autant par elles-mêmes que par l'humidité des nuits, surtout dans les régions intertropicales.

Les moyens que nous avons fait connaître ne suffisent pas, dans tous les cas, à préserver ou à guérir les accès de fièvre, les fièvres intermittentes. Que de fois le quinquina a été impuissant à arrêter momentanément la marche du mal, que de fois même il n'a pu éloigner les accès? Pour cela, il ne faut pas le proscrire, il ne faut pas y renoncer. Si son emploi n'est pas suivi de succès, on peut se borner aux soins hygiéniques, au régime; quelquefois les bains ont guéri des fièvres intermittentes; d'autres fois, les *sulfates de fer, de zinc, de cuivre* ont eu d'heureux résultats. — La *poudre de houx* a été employée, dit-on, avec succès par quelques chirurgiens de marine. Il peut se faire, du reste, qu'un accident, qu'une émotion (sensation de plaisir surtout), débarrassent d'accès de fièvres tenaces et rebelles à toute médication. Les traversées ne sont pas d'ailleurs si longues, qu'on ne puisse attendre, pour un fiévreux, l'arrivée dans un port, après, toutefois, qu'on aura employé tous les moyens possibles de le guérir.

Plusieurs médecins ont cité des cas de fièvre intermittente dans lesquels l'arsénic a guéri des accès qui depuis long-temps fatiguaient le malade. Je crois cependant qu'il y aurait de l'imprudence à conseiller ce médicament, quand un médecin ne peut l'administrer lui-même. Ici donc, il est inutille d'entrer dans d'autres détails.

Lorsque les symptômes des fièvres intermittentes sont graves, que leur marche est fougueuse, et que la mort est à craindre, il faut se hâter de donner le sulfate de quinine à haute dose, dès que le premier accès a cessé. C'est ce qu'on a appelé *fièvres pernicieuses*. Les périodes de froid et de sueur sont extrêmes, le moindre retard dans l'application du remède peut être funeste.

Il est inutile d'ajouter qu'après les fièvres intermittentes, comme après les fièvres pernicieuses, les hommes méritent beaucoup de soins, et que leur santé a reçu une assez forte secousse pour qu'on cherche à la leur rendre par tous les égards et tous les moyens possibles.

Les quelques lignes que je viens d'écrire sur les fièvres intermittentes ne sont pas même une analyse très succinte de ce qu'on pourrait, et de ce que j'aurais voulu dire, mais je n'ai eu d'autres but que de donner une idée générale de ces fièvres et de leur thérapeutique. Heureusement elles ne sont pas communes à bord, et ce que j'en ai dit suffira dans le cas où elles viendraient à régner.

RHUMATISME.

On ne peut douter un instant de la fréquence de ces maladies à bord des bâtiments, si l'on songe aux causes nombreuses que la profession de marin entraîne avec elle. C'est surtout les pêcheurs que le rhumatsime attaque ; car, ceux-là, outre les chances de la navigation du commerce, sont obligés, par leur rude métier, d'être souvent dans l'eau par tous les temps, par toutes les saisons, et dès-lors, l'humidité, le froid, agissent sur eux d'une manière presque constante.

A bord des bâtiments du commerce, le rhumastime est assez fréquent à l'état chronique; mais il l'est davantage à l'état aigu, c'est-à-dire, que beaucoup d'hommes peuvent éprouver des douleurs rhumatismales par les changements de température, comme ils en ont éprouvé les voyages précédents, dans les mêmes parties à-peu-près; mais la plupart ne peuvent nier que leur mal ne les prenne après une cause accidentelle, et que non-seulement ils n'avaient jamais eu de ces douleurs, mais qu'ils sont restés souvent des années entières dans les mêmes conditions, sans en éprouver. Parmi ceux chez lesquels il y a récidive, un grand nombre ressent des douleurs différentes, dans des parties qui n'avaient jamais souffert.

La chemise, les caleçons et les bas de laine sont le meilleur préservatif contre le

rhumatisme chronique (ancien), lorsque'
les marins ont le soin de ne pas rester
mouillés, de se couvrir de vêtements secs,
et de proportionner la qualité et le nombre
de vêtements au degré de température sous
laquelle ils se trouvent. On peut alors soulager un homme, diminuer ses souffrances,
en frictionnant la partie douloureuse avec
du *baume opodeldoch*, et la recouvrant d'une
pièce de laine bien chaude. Quelquefois la
vapeur d'eau appliquée préalablement à la
partie rhumatique, aide l'efficacité du
moyen dont nous venons de parler, et que
l'on peut remplacer par le *baume tranquille*.

Ce qui doit nous occuper principalement
ici, ce sont ces douleurs rhumatismales que
le climat, les imprudences développent
rapidement dans les muscles ou dans les
articulations; et, nous pouvons le dire,
sans crainte d'être démenti, c'est le rhumatisme articulaire, ou cette arthrite (peu
importe le nom pour des marins) qui, par

son intensité, sa fréquence, prive si souvent un capitaine de ses meilleurs hommes, et laisse ceux-ci en proie à une souffrance très vive et souvent fort longue.

Quand les muscles sont affectés de rhumatisme, il y a douleur aiguë dans la partie musculaire; le moindre mouvement y augmente la souffrance, et le malade est comme paralysé. Toutes les parties du corps peuvent être atteintes de cette espèce de rhumatisme. Si la chaleur maintenue sur la partie, si les frictions sèches avec la laine bien chaude, ne procurent pas le moindre soulagement, il faut recourir aux sangsues et mieux aux ventouses scarifiées, que l'on recouvre après d'un cataplasme émollient, en ayant le soin toutefois de le renouveler. — On donne en même-temps la tisane d'orge, de sureau, coupés avec du chiendent; une petite pincée de sel de nitre peut y être ajoutée. — Les souffrances sont parfois tellement vives, que le malade a de l'insomnie, de la fièvre; il y a dégoût, soif intense. L'opium peut être administré avec succès pour calmer ces douleurs, quelquefois même il contribue puissamment à la guérison du rhumastime; on le donne à la dose de 0,05 à 0,15 centigrammes dans un demi-litre de tisane. — Les frictions avec l'opium, avec l'acétate de morphine sont très avantageuses aussi, et nous ne saurions trop les recommander après les ventouses ou les sangsues, et les émollients appliqués sur la partie rhumatique. Quelquefois les douleurs persistent malgré ces moyens, mais elles sont beaucoup moins vives; elles ne sont pas toujours continues, et, si nous pouvons parler ainsi, elles sont très sup-portables. On doit essayer alors l'applica-tion du vésicatoire volant, moyen simple et facile, et que l'on peut confier au malade lui-même. On continue en même-temps les boissons délayantes; on entretient la cha-leur, et il est excessivement rare que le rhumatisme persiste encore.

On voit par là combien les conseils que nous avons donné à l'Hygiène sont précieux, et combien leur application en temps opportun peut prévenir de maux.

Le rhumatisme articulaire (des articulations) semble attaquer de préférence l'articulation du coude et du genou. Je ne veux pas dire par là qu'elle n'affecte jamais les autres, loin de moi une telle idée; car j'ai pu observer l'arthrite à tous les membres et presque à toutes les articulations. — Mais ce que je dirai pour une, s'appliquant aux autres, le même traitement doit être employé.

L'arthrite ou l'inflammation de l'articulation s'annonce par une douleur quelquefois obtuse, sonvent aiguë; la flexion difficile, les mouvements gênés, le gonflement, la rougeur : cette dernière manque bien des fois. Si le mal est borné à une articulation, et qu'on croie n'avoir à faire qu'à une inflammation locale, il faut appliquer des sangsues, ou à défaut des ventouses autour de l'articulation, les recouvrir d'un cataplasme émollient qu'on renouvelle souvent; et à l'intérieur, on donne de la tisane de fleur de sureau, de chien-dent. La partie doit être garantie du froid, de l'humidité, et le régime, rendu moins excitant; sans mettre le malade à la diète, la ration doit être diminuée.

Quand l'inflammation a cédé à ces moyens, s'il reste encore un peu de gêne dans l'articulation, si la douleur se fait sentir quelquefois, on applique autour de la partie un vésicatoire volant, et même aux environs, un petit vésicatoire qu'on fait suppurer. Cet état inflammatoire des articulations ne peut être le rhumatisme articulaire proprement dit, puisqu'il y a fixité du mal dans une partie, mais on ne peut admettre pourtant une bien grande différence.

Le rhumatisme articulaire diffère de

l'arthrite par sa mobilité, par le passage du mal d'une articulation à une autre, par l'envahissement quelquefois de toutes les grandes articulations en même-temps. — Dans ce cas, aux sangsues, aux saignées locales, il faut préférer la saignée générale du bras. — On pratique cette dernière deux ou trois fois, à un jour d'abord, puis à deux d'intervalle. Les frictions sèches et légères sont quelquefois utiles; mais je dois recommander surtout de faire prendre au malade une grande quantité de boissons délayantes ou sudorifiques. Le sureau, le chiendent, l'orge nitré doivent être donnés en abondance et avec assiduité; l'homme sera placé dans un lieu à l'abri de l'humidité, du froid et de l'eau; sa ration bien diminuée, et son régime changé, par la privation des salaisons et de toute alimentation ou boisson excitantes. — J'ai obtenu beaucoup de succès de l'emploi de ces moyens; j'en ai vu de très heureux résultats à l'hôpital de la Pitié, à Paris. Plusieurs déserteurs français amenés à bord, après un séjour plus ou moins long dans les prisons humides et mal saines du Chili, ont été, par cette méthode, si promptement débarrassés des rhumatismes articulaires qu'ils y avaient contractés, que je ne crains pas d'assurer beaucoup de succès à ceux qui l'emploieront, à bord surtout, où les maladies ont presque toujours un caractère inflammatoire. Il est inutile de recommander des soins et des précautions pendant la convalescence. Le service de nuit ne sera pas permis de quelque temps; tout travail sera défendu par un temps froid, humide ou pluvieux; les caleçons, la chemise de laine seront d'obligation.

Quant à la goutte, elle est si rare, qu'on pourrait dire qu'elle n'existe pas chez les marins. Quelques officiers, dans la marine militaire y sont sujets, par suite d'intempérance, d'une vie molle et libidineuse;

mais ils sont encore peu nombreux. Du reste, cette affection attaque principalement les petites articulations, par contre du rhumatisme articulaire ; elle s'annonce par une douleur au gros orteil, la nuit. Nous n'en dirons pas davantage. Nous rappellerons seulement l'observation des règles hygiéniques.

TYPHUS. — FIÈVRE TYPHOÏDE.

Le typhus qui, avec le scorbut et la dissenterie, étaient les trois fléaux destructeurs des équipages, a beaucoup perdu de sa fréquence et de son intensité ; il semble même qu'il tende chaque jour à disparaître, ainsi que les deux compagnons de cette trinité funeste. — C'est que l'hygiène navale a marché à grands pas de concert avec les progrès de la navigation. La cause du typhus que les auteurs et les médecins naviguants ont reconnu comme la plus fréquente et la plus puissante sur l'économie, est l'encombrement des hommes, l'entassement dans un lieu généralement mal sain, et c'est ce qui expliquerait la triste préférence de la maladie pour les bâtiments de guerre, surtout pour les bâtiments de transports, où matelots et soldats sont entassés. — A bord des navires du commerce, le typhus s'est montré bien rarement, et depuis long-temps on n'en a pas eu d'exemple. Mais ici, un fort navire n'a souvent pas plus de 15 à 20 hommes ; le carré des officiers est assez vaste et bien aéré ; les matelots partagés pour le quart ne sont jamais en bas que par moité, et quoique leur logement ne réunisse pas toutes les conditions de salubrité désirables, ils le tiennent propre, lavé et il ne peut être un foyer d'infection, surtout quand le chef veille lui-même à l'entretien de cette propreté et à l'assainissement par les chlorures et les feux. Les ventilateurs contribuent aussi à entretenir cet état salubre. — Du reste, il n'y a qu'à se rappeler ce qui a été dit à l'Hygiène, ou y revenir. — La mauvaise alimentation a été regardée encore comme une cause du typhus; la malpropreté, les miasmes, en un mot, tout ce qui contribue à le développer, peut être avantageusement combattu par les préceptes hygièniques dont nous avons parlé. Nous n'y reviendrons pas.

Quoique le typhus ne soit guère susceptible d'envahir un bâtiment du commerce, quoiqu'on puisse dire heureusement qu'il est presque inutile de nous occuper de cette maladie, je crois bien faire en donnant une analyse rapide de ses symptômes, de sa marche et du traitement qu'on pourrait au besoin lui opposer. Il y a un nombre infini d'opinions diverses et sur la nature et sur le siége du mal; les modes de traitement, on le pense bien, ont beaucoup varié aussi. Nous n'entreprendrons pas de les approuver ou de les combattre; il suffira d'énumérer les symptômes et d'indiquer ce qui a paru obtenir le plus de succès.

Après un malaise général, une somnolence pénible, la tête devient lourde, douloureuse; l'abattement fait place à la stupeur, la face est plombée, les yeux fixes et éteints; le plus souvent le pouls est lent, déprimé; le malade étranger à tout ce qui l'entoure, semble dans un état d'ivresse. Vers le quatrième jour, il apparaît des taches rosées, livides, arrondies, disséminées principalement sur le tronc : on les a comparées aux piqûres de puce. Vers le septième jour, il survient souvent un gonflement inflammatoire des glandes qui sont au-dessous de la machoire inférieure de chaque côté (des parotides). C'est pourtant le tissu cellulaire plutôt que la glande elle-même qui s'enflamme. Vers le huitième jour, le pouls est plus lent et plus déprimé; la langue, les dents, les lèvres se couvrent d'un enduit brunâtre sec; la vue est troublée ; le délire survient, tantôt gai, tantôt sombre et furieux ; les symptômes inflammatoires dominent souvent au début ; puis viennent les symptômes nerveux ; les excrétions sont d'une odeur fétide ; les exacerbations augmentent pendant la nuit ; enfin, le malade meurt dans un état de côma, de prostration extrême ou dans un moment de délire convulsif. — La peau offre souvent des escarres gangréneuses, dans les points où le corps est appuyé, où on a appliqué des irritants. — Si l'issue doit être favorable, il survient, vers le douzième jour environ, des selles liquides et d'une odeur insupportable ; il s'écoule des mucosités par le nez, la bouche ; du sang quelquefois par le nez ; la peau devient moîte, le ventre se détend, la respiration est plus libre, les idées reprennent peu à peu un calme favorable. — La convalescence du typhus est longue et pénible ; les ulcères se cicatrisent lentement ; l'intelligence reste un peu obtuse; les cheveux, les ongles se détachent. — Tel est l'ensemble des symptômes du typhus, ensemble effrayant et qui laisse si peu d'espoir! Heureusement, je le repète, il est aujourd'hui fort rare à bord des navires de guerre, et il se montre encore bien moins sur les bâtiments du commerce.

Quant au traitement à opposer au typhus, il consiste dans bien peu de remèdes, eu égard à la violence du mal; et il est d'autant plus difficile, que les individus ont des constitutions et des caractères différents.

Une application de sangsues (ou de ventouses) sur le ventre, un peu au-dessous de la région de l'estomac; des boissons acidules, rafraîchissantes, des lavements émollients, un air pur, fréquemment renouvelé, à moins qu'il règne un temps chaud, humide ou pluvieux : voilà les moyens à opposer au mal dès le début. Si le malade est bien vigoureux, on pratique une saignée qu'on ne doit pas répéter.

Après quelques jours on applique des vésicatoires aux jambes; on fait des frictions à ces extrémités avec la teinture de quinquina ou bien avec la laine chaude. Si on remarque chez l'individu atteint de typhus une grande faiblesse, une grande adymanie (prostration, sans forces), on peut alors recourir à quelques légers toniques, on peut donner plusieurs centigrammes de sulfate de quinine, quelques cuillerées de bon vin. Si le malade préfère, on lui donne ce vin avec un peu d'eau, et cette boisson lui sert de tisane. — L'opium, l'acétate de morphine qui pendant l'assoupissement, le côma, seraient si funestes, procurent du soulagement quand il y a une forte diarrhée et que le côma ne domine pas.

Je n'ai fait qu'indiquer d'une manière rapide ce qu'on peut faire contre le typhus une fois déclaré. J'ai bien plus de confiance dans les moyens hygiéniques pour le prévenir ; car, lorsqu'il exerce ses ravages, il revêttant de formes diverses, que le médecin le plus exercé peut être quelque fois induit à erreur, et le traitement demande aussi une circonspection bien grande, et dans le choix des médicaments, et dans leur application. Il est si difficile de donner une règle positive et générale pour combattre avantageusement le typhus, que je ne crains pas d'avancer qu'avec la meilleure volonté du monde, avec les soins les plus assidus, ceux pour qui j'écris seraient tout aussi embarrassés. Remercions donc la civilisation pour les progrès qu'elle fait faire à toutes les sciences et à tous les arts, et qui débarrasse les navires du commerce de maux presque toujours funestes dans leur issue. — J'en dirai autant de la fièvre typhoïde, qui doit être, dans cet ouvrage, le synonime de typhus.

FIÈVRE JAUNE.

Si une maladie doit intéresser les navigateurs, c'est sans contredit la fièvre jaune. Le typhus et le scorbut deviennent chaque jour plus rares et semblent même vouloir disparaître dn cadre des maladies du bord; mais la fièvre jaune est toujours aussi terrible, toujours aussi meurtrière pour les équipages stationnés dans les Colonies et les régions intertropicales, surtout dans l'hémisphère nord, ce que bien des médecins ont observé, préférence que nous ne chercherons pas du reste à expliquer ici. — Il est impossible de nier une infection locale qui développe la maladie, mais ce que nous devons dire et proclamer hautement, c'est que la contagion n'est pas admissible; et certes, ce n'est pas pour rassurer les esprits, ce n'est pas pour diminuer le nombre des victimes que je soutiens cette opinion. Les expériences d'un grand nombre de médecins de la marine, de voyageurs ont confirmé cette idée de non contagion, et chaque jour la raison et les faits en prouvent la justesse et la vérité.— La fièvre jaune exerce principalement ses ravages pendant la saison de l'hivernage (de juin à octobre inclusivement), les pluies sont fréquentes et abondantes; les vents de sud et de sud-ouest règnent alors.

Il est bien peu de marins fréquentant les pays où elle semble avoir élu domicile, qui ne la reconnaissent quand elle sévit sur les individus; mais généralement aussi, ils ne se rendent pas compte des prodrômes ou de l'invasion du mal, car tantôt leur imagination leur fait voir des symptômes de fièvre jaune là où il n'en existe pas, et tantôt ils se font illusion et ne reconnaissent la maladie que quand elle est bien développée. Sans chercher à lenr inspirer de la crainte, ou à augmenter celle qu'ont les marins (craintes qu'on ne saurait condamner chez eux), il est du devoir d'un chef de bien examiner les hommes qui se plaindront pendant l'épidémie, et de faire tout ce qui dépendra de lui pour empêcher, dès le principe, le développement de la maladie, tout en éloignant de l'esprit cette terreur qui ne fait qu'aggraver le mal, et qui ajoute tant de victimes à celles du fléau seul. Je sais bien que les navires qui pendant l'hivernage ont des hommes atteints de fièvre jaune, les envoient de suite à l'hôpital; mais ne peut-il pas arriver que la maladie ne se déclare qu'après le départ, à la mer ou dans les baies, des points de relâche où il n'est pas possible de se procurer les secours des médecins! Ne doit-on pas veiller à l'observation des principes d'hygiène qui peuvent empêcher l'invasion, la retarder ou diminuer assez la gravité des symptômes pour faire cesser en grande partie le danger! Toutes ces considérations m'engagent à décrire rapidement les symptômes de la fièvre jaune, ses périodes diverses et à indiquer les moyens de la prévenir ou de la combattre. On ne pourra pas, je pense, le trouver inutile; une seule occasion suffit pour qu'on soit bien aise de pouvoir être utile et de soulager un malheureux qu'on peut même arracher à la mort.

Pour bien définir la fièvre jaune, pour la bien apprécier, examinons les périodes qu'on lui assigne et les symptômes de chacune d'elles. Quoiqu'on ait distingué trois périodes, je crois que deux suffisent : l'une est la période d'invasion; la seconde, période d'adymanie (1).

1re Période. — Frissons accompagnés de lassitudes spontanées, douleur aux lombes (partie des reins); mal de tête plus ou moins violent, soif vive, envie de vomir, souvent même vomissement; l'épigastre (région extérieure de l'estomac) est sensi-

(1) Etat de stupeur et de faiblesse générale et profonde.

ble, chaud ; la langue humide , rouge à sa pointe , est blanchâtre dans le centre ; la respiration parfois est gênée ; le visage plus pâle que de coutume ; les yeux sont injectés , sensibles à la lumière ; ils expriment la terreur ; le pouls est plein , mais tantôt dur et concentré ; il y a constipation ou au contraire, forte diarrhée ; les urines sont très rares ; l'accablement général est extrême ; il y a une affreuse anxiété ; des douleurs violentes ; les extrémités sont froides ; l'haleine est fétide. Cette période dure ordinairement de deux à cinq jours.

2me *Période.* — L'accablement devient plus profond ; les yeux, les côtés du nez prennent une teinte jaunâtre, livide qui gagne tout le corps ; il y a des hémorrhagies (pertes de sang) par le nez, la bouche, les oreilles, l'anus ; le sang est noir ; le ventre devient très douloureux, ce qui semble indiquer le siége principal de la maladie reconnue par beaucoup de médecins); les vomissements, les selles sont fréquents; la matière en est noirâtre (*vomito negro* des espagnols); il survient des syncôpes (évanouissements); le malade peut à peine parler; les urines se suppriment quelquefois; le pouls est très faible, inégal; il y a assoupissement profond avec torpeur; quelquefois des convulsions et du délire, et la décomposition semble commencer avant la mort. — On voit par les symptômes que nous venons d'énumérer combien la marche de la fièvre jaune est rapide, puisque 5 à 8 jours de mal suffisent pour amener la mort. — La maladie ne suit pas toujours la marche ordinaire que je viens d'indiquer. Tantôt elle débute par un malaise, une indisposition qui se prolonge et qui donne alors de plus grandes chances de guérisons; d'autres fois, au contraire, elle éclate subitement et avec tant de véhémence, que le malade est emporté presque en 24 heures; ce sont toujours les individus robustes et d'une forte constitution chez lesquels on observe cette invasion subite et cette marche rapide. Il peut se faire également que quelques-uns des principaux symptômes manquent ou apparaissent d'une manière irrégulière.

La première chose à opposer à l'épidémie, c'est une conduite sage, un régime sain, la privation d'excitants trop forts; il faut éviter les excès, surtout les excès de table qui peuvent occasionner une indigestion et favoriser le développement de la maladie. — On doit aussi diminuer en partie le travail; mettre à l'abri de l'humidité; et, si par le désarrimage de la cale, ou par une cause quelconque, inhérente au navire, on supposait que le mal vienne du bâtiment, que celui-ci soit un foyer d'infection, il ne faut pas craindre de mettre les hommes à terre quelques jours, et de laver et purifier le navire avant de les ramener. — L'imagination joue un grand rôle dans la production de la fièvre jaune. Bien des hommes n'ont qu'un léger mal de tête provenant de la chaleur ou du travail, ou bien une digestion pénible, et ils s'imaginent être atteints du mal, principalement ceux qui, par un écart de régime, sont obligés de vomir, leur estomac ne pouvant digérer convenablement des aliments pris en trop grande quantité ou dont l'assimilation est très difficile. — Nous laissons au tact des officiers, à leur caractère, le soin d'agir le plus heureusement possible sur l'esprit timoré des uns ou la jactance des autres; ceux-ci sont plus vite abattus à la moindre souffrance.

Quant à la thérapeutique, aux moyens de combattre la fièvre jaune quand elle s'est déclarée, voici ce que l'observation a présenté comme le plus rationnel et le plus avantageux.

Au début, une saignée de 5oo grammes environ, des sangsues ou à défaut, des ventouses sur le creux de l'estomac, l'épigastre ; des lavements avec une forte décotion de graine de lin, de guimauve ; s'il y a constipation, on ajoute au lavement 3o ou 35 grammes huile de ricin ; des boissons rafraîchissantes, légèrement acidules (orge avec citron, limonade, etc....).

Tels sont les moyens dont on a souvent obtenu d'heureux résultats ; si aucune amélioration ne paraît, il est bien à craindre qu'on échoue encore avec d'autres médications. On peut avoir recours alors aux synapismes aux extrémités, aux vésicatoires ; on fait des frictions avec le quinquina, avec l'alcool, le vin aromatisé ; on met une pincée de sel de nitre dans chaque verre de tisane. Quelquefois les tisanes sudorifiques de sureau, de salsepareille, ont produit de bons effets. Si l'individu qu'on a à soigner paraît être nerveux, on lui fait prendre un peu d'éther, d'opium, dans une potion ou dans sa tisane. Le sulfate de quinine a réussi dans certains cas.

Les femmes de couleur emploient un moyen qui, par les résultats obtenus, paraît avoir une influence heureuse sur l'imagination des marins. Ce moyen consiste à faire, dès le commencement, des frictions avec le jus de citron; on applique des parties de ce fruit sur le front, l'estomac, les membres; à donner des lavements avec la mélasse et le jus de citron. Combien de matelots préfèrent se faire traiter par ces femmes, qui, du reste, les entourent des soins les plus assidus et les plus affectueux!

Je n'en dirai pas davantage sur une maladie qui règne épidémiquement à Cuba, au Mexique, aux Antilles, à la Nouvelle-Orléans, aux Etats-Unis, et de temps à autre en Espagne, en Italie. Je n'ai pas voulu passer sous silence les moyens à lui opposer si le hasard malheureux la faisait éclater à la mer, loin des hôpitaux et des secours de la terre. Je répéterai en terminant que la contagion n'existe pas, qu'un nombre infini de faits l'a démontré, et qu'on ne saurait trop flétrir la conduite de ceux qui, par crainte, par égoïsme, séquestreraient, à la mer comme dans un port, dans un lieu quelconque, le malheureux atteint de fièvre jaune, sans vouloir ou sans oser lui porter aucun secours.

PESTE.

Cette maladie, originaire de l'Egypte, la Syrie, ne se développe pas spontanément à bord; il faut être placé dans un lieu infecté, sous l'influence des causes productrices de la peste, pour qu'elle exerce ses ravages. La seule recommandation qu'on ait à faire, c'est de suivre toujours les préceptes hygièniques et de tranquilliser l'esprit, car la peste n'est pas essentillement contagieuse : des hommes se sont inoculé la peste volontairement ou non, et presque tous ont échappé à l'épidémie; la quarantaine établie par les Européens à Alexandrie le prouve encore. Si la peste était contagieuse, ceux-ci séquestrés de tous les quartiers où il y a des malades, n'ayant, pour rien au monde, pour aucun besoin, aucune communication avec le reste de la ville, ne devraient jamais être atteints; pourtant il en meurt quelquefois en assez grand nombre; tandis que les médecins et tous ceux qui sont continuellement en contact avec les pestiférés sont assez heureux pour ne pas éprouver quelquefois la moindre indisposition et semblent même respectés par l'épidémie (1).

Du reste, comme les cas de peste se déclarent dans les lieux infectés, les lazarets ou dans les ports où règne la maladie, les malades sont confiés à des hommes de l'art, et le traitement que nous pourrions indiquer ici, ne trouverait peut-être jamais son application à bord. D'ailleurs, la meilleure intention et la bonne volonté ne pourraient, dans ce cas, suppléer aux connaissances médicales.

(1) Jusqu'à plus longue et plus sûre expérience, nous ne prétendons pas imposer nos idées sur la contagion. Loin de nous une telle pensée.

CHOLÉRA.

Né sur les bords du Gange, cette maladie est venu nous donner une bien triste expérience, dans le Midi surtout et la Provence en particulier. Le choléra ne se développe pas de lui-même à bord; les parages fréquentés par les navires dans l'Inde, ne sont pas tous susceptibles de le voir exercer ses ravages, et quand il sévit, c'est presque toujours dans les ports où on a mille ressources.

Il ne faut jamais oublier que les écarts de régime, les excès y prédisposent singulièrement. Une vie sobre, réglée, la purification des lieux où habitent les hommes, le renouvellement de l'air, un travail modéré, une nourriture saine et variée peuvent préserver de la maladie qui, cependant, attaque les étrangers malgré toutes ces précautions.

Le refroidissement des extrémités, les vomissements fréquents, la diarrhée, la soif intense, les douleurs à l'épigastre, les yeux creux et hagards, les crampes, telle est une partie des symptômes du choléra. Les frictions à la surface du corps, surtout aux extrémités; une forte chaleur entretenue aux pieds, les synapismes aux jambes, aux cuisses, tels sont les moyens de ramener la chaleur à la peau et d'accélérer la circulation qui redonne ainsi la vie aux extrémités. Le vomissement est calmé par quelques gouttes d'un liquide très froid, mais pris en petite quantité; quelques morceaux de glace, un peu d'eau bien fraîche avec addition de suc de citron ou d'acide citrique. Si l'individu est fortement constitué, une petite saignée, quelquefois des sangsues à l'épigastre seront utiles. — Il n'est pas prudent de chercher à arrêter les vomissements avec l'opium; car, si d'un côté il les calme, de l'autre il peut exciter le côma, l'assoupissement et des smptômes cérébraux. — Les lavements avec l'amidon, quelques gouttes de laudanum font cesser la diarrhée.

Ce résumé succinct des moyens ordinaires à opposer au choléra, peut ne pas suffire toujours, mais comme nous l'avons déjà dit, il est rare que le choléra se déclare ailleurs que dans les lieux ou il règne tous les ans, et en ne s'écartant pas des règles hygiéniques, on a une chance de plus d'échapper à ses attaques, ou du moins d'en éprouver des effets moins terribles. Du reste, pour la peste comme pour le choléra, on est ordinairement à même de porter les malades dans les hôpitaux, ou de les confier aux soins d'un médecin. S'il s'agissait d'appliquer la même médication à tous les cas, la tâche serait facile, mais il est impossible à un capitaine, à un homme étranger à la médecine de saisir vite les différences d'organisme qui apportent des modifications et dans la maladie et dans les moyens de la combattre. La marche de la maladie est si rapide, ses effets sont si prompts, qu'on n'a pas toujours le temps d'essayer différentes méthodes.

SCORBUT.

Devenu rare aujourd'hui à bord de nos bâtiments, le scorbut peut néanmoins exercer ses ravages sur les navires qui font de longues traversées sans relâche, ou qui sont long-temps exposés au mauvais temps, surtout à la pluie, à l'humidité. — La constitution débile, lymphathique des hommes peut aussi favoriser son développement. Cette maladie est si terrible, ne serait-ce que par son influence sur le moral de tout l'équipage, et par la facilité qu'elle a alors de devenir presque épidémique et d'abattre le courage le plus grand, que rien ne doit être négligé pour la prévenir, ou pour l'arêter dans ses débuts. C'est une tâche assez facile à remplir du reste, lorsqu'on songe au bien-être des marins, qu'on calcule la longueur et les chances possibles de la navigation qu'on va faire, et qu'on prend d'avance toutes les précautions que nous avons indiquées à l'Hygiène et dont nous allons nous occuper encore.

Le scorbut est une maladie caractérisée par le gonflement spongieux des gencives, leur ulcération, leur facilité à saigner, l'enflure des jambes (tuméfaction généralement dure), l'apparition de taches jaunâtres d'abord, puis livides; la roideur des articulations, surtout des membres inférieurs.

Il y a peu de marins qui aient vu une fois le scorbut, qui ne le reconnaissent lorsqu'il se présente avec l'ensemble de symptômes que nous venons d'énumérer et qui caractérisent ordinairement la maladie. Dans ce dernier cas, la crainte s'empare de tout le monde; il semble qu'à chaque instant un nouveau malade va se présenter; et ces mêmes hommes, qui les premiers ont soigné avec empressement leur camarade atteint de scorbut, sans être bien certains il est vrai, de la nature du mal, se laissent aller au découragement, à l'ennui; et il faut alors les exciter, les gronder même pour obtenir d'eux ce qu'ils faisaient d'abord volontairement, *lorsqu'ils ne savaient pas le scorbut à bord* (comme ils le disent).

Quant aux causes, on ne peut les trouver ailleurs que dans une mauvaise alimentation, une nourriture peu ou point réparatrice, aidée par l'humidité, le froid humide. — Les autres causes, bien accessoires, ne peuvent être prises en considération pour production du mal.

On a admis trois périodes dans le scorbut. Quoiqu'elles ne soient pas toujours bien distinctes, et qu'une partie des symptômes puisse manquer, nous allons faire connaître ces périodes.

Dans la première, il y a lassitude, comme abattement, pâleur de la face, légère inflammation de la bouche et des gencives;

uvent même, ce n'est qu'après cette in-
mmation de la muqueuse buccale que les
emiers symptômes se montrent.

Dans la seconde période, les gencives
viennent saignantes, d'une couleur vio-
cée à leur bord libre, pendant quelque-
is au niveau des dents ; l'haleine est fétide.

survient une mélancolie profonde ; les
mmes cherchent à éviter les regards ; ils
eurent comme dans la nostalgie (*mal du
ys*) ; des taches rougeâtres, livides se
anifestent sur le corps, surtout aux jam-
es ; quelquefois ce sont des furoncles qui
étendent et prennent l'aspect de larges
chymoses (1).—Les extrémités inférieures
enflent ; ce gonflement est rarement mou,
resque toujours, au contraire, il est dur,
haud, douloureux ; le moindre mouve-

(1) Tache noirâtre résulant du sang extraversé
ous la peau ; ce sont ces taches qui paraissent
uand on se donne un coup, qu'on est fortement pincé.

ment fatigue le malade; cependant il se soutient encore; il fait quelques pas sur le pont.—Le pouls devient lent, régulier, mais faible. L'appétit se conserve; les malades mangeraient avec plaisir, si l'état de leur bouche le leur pemettait.

Dans la troisième période, la tuméfaction est considérable; la raideur des articulations empêche tout mouvement; les jambes se retractent (se replient sur elles-mêmes); le malade n'a plus la force de se lever; la respiration est difficile, l'haleine ______te; il éprouve des douleurs dans les os et souffre horriblement; tout le tourmente, l'inquiète; puis vient quelquefois le hocquet; le pouls est presqu'imperceptible, l'intelligence seule reste intacte, et c'est ce qui augmente le supplice de ces malheureux.

Telle est la marche ordinaire du scorbut, d'autant plus terrible à bord, qu'on ne peut rien opposer aux causes qui l'ont fait naître et que l'éloignement de la terre ne permet pas de les faire cesser.—Il n'est pas de navigateur qui n'ait observé les symptômes que nous venons de faire connaître. On conçoit facilement à combien de dangers est exposé un navire dont l'équipage atteint de scorbut, n'offre que quelques bras débiles pour manœuvrer, quand il faudrait de la célérité dans les manœuvres, soit pour profiter du beau temps, soit pour prévenir les effets des grains, des tempêtes; ou pour braver avec bonheur les approches d'une côte hérissée de roches ou de bas-fonds.

Si les capitaines de navire voulaient avouer la vérité, ils diraient combien de fois le manque de bras nécessaires à la manœuvre a fait perdre un temps précieux ou laissé à la merci du hasard et de la mer un bâtiment qu'on aurait pu sauver. — Certes l'intérêt de tous, armateurs et marins, exige bien qu'on ne néglige jamais rien pour prévenir des maladies qui mettent sur les cadres une partie des hommes nécessaires, et la voix de l'intérêt parle aussi haut que celle de l'humanité.

Il est de ces constitutions faibles, lymphatiques dont le physique offre aussi peu d'énergie que le moral, chez lesquelles le scorbut peut se déclarer malgré toutes les précautions possibles. — J'en conviens ; mais ce n'est pas à bord des navires du commerce où tout le monde est marin par métier et par goût, que ces constitutions se rencontrent souvent. Aussi des équipages égaux, sous tous les rapports, seront d'autant plus vite atteints du scorbut (comme d'autres maux), que les règles hygiéniques seront plus négligées, et que l'alimentation sera plus mauvaise.—Ce que j'ai dit de la nourriture des hommes à la mer (chap. *alimens, Hygiène*), indique les moyens de combiner les ressources alimentaires le plus heureusement possible, et de les rendre le plus favorables à la conservation de la santé.

Voyons maintenant comment on peut

combattre le scorbut, et quelle est la thérapeutique la plus vraie et la plus fertile en résultats heureux.

Je dirai d'abord, *point de remède*, c'est-à-dire, point de médicaments pharmaceutiques. Je puis assurer que le quinquina, l'alcool de cochléaria, les sirops dits anti-scorbutiques et autres, ne guérissent pas la maladie. Mille preuves pourraient être données, et pour ma part, j'aurais au moins quarante exemples à citer.—Le régime est la médication essentielle, mais que peuvent aider puissamment les moyens dont je vais parler, et sans lesquels le premier pourrait être impuissant.

Ainsi, il faut placer les hommes à l'abri du froid et de l'humidité; faire laver le logement et les couchettes avec de l'eau chlorurée et sécher soit par les feux, soit par les courants d'air.—Les lits, les hamacs, les vêtements seront exposés au soleil, à l'air, plusieurs fois par semaine pendant les plus beaux jours.

Tous les matins, on fera gargariser la bouche avec de l'eau fraîche et quelques gouttes de vinaigre. Si on a du vin à bord, on en donnera moins à la fois, mais un peu plus souvent; on épargnera à l'équipage les travaux pénibles et fatiguants, s'ils ne sont pas absolument nécessaires. — Sans tourmenter les hommes, on les obligera autant que possible à s'égayer, on veillera surtout à ce qu'ils ne s'accroupissent pas sur le pont ou dans leurs logements, livrés à des réflexions pénibles dans ces moments-là, plongés dans l'indolénce, abattus et découragés. — Ces précautions, bien faciles et bien simples seront avantageuses, lorsqu'une navigation longue et pénible, la consommation des meilleurs vivres, l'humidité, les fatigues, le découragement feront craindre que le scorbut attaque l'équipage. — Une fois le mal déclaré, ces même précautions, quoique nécessaires et utiles au malade, ne peuvent guérir à elles seules, il est vrai, mais elles soulagent et aident l'action des moyens dont on peut disposer. — C'est déjà beaucoup d'entraver la marche de la maladie et d'empêcher le scorbut de faire des victimes. On voudrait bien être toujours aussi heureux !

De tous les traitements préconisés pour combattre le scorbut, le plus efficace est certainement le séjour à terre ; mais cette condition n'est pas toujours possible, soit par la distance qui en sépare, soit par les vents contraires, soit enfin parce qu'on craint de s'éloigner de la route directe qu'on a à faire et qu'un vent favorable peut, d'un moment à l'autre, faire parcourir rapidement. L'espoir soutient tant l'énergie ! — Si le navire possède des provisions en abondance, et surtout de bons aliments, on doit s'empresser de donner aux scorbutiques un régime sain, réparateur et léger ; les conserves de bouillon, de gélatine ; un peu de bon vin ; des fécules, etc... Malheureusement on est privé de la plupart de ces ressources après une longue navigation, et quand le scorbut se déclare, il faut alors recourir à d'autres moyens, qui manquent également, si on n'a la prévoyance de se les procurer avant le départ, et de les mettre en réserve.

D'après ce que je viens de dire, il est facile, quand le scorbut se présente isolément et d'une manière lente, de le combattre avec succès, si on a à sa disposition les ressources alimentaires indiquées, et si l'on ne néglige aucune des précautious hygiéniques sur lesquelles j'ai insisté. Il est bien rare alors de voir le mal s'aggraver.—Mais le scorbut peut se présenter d'une manière prompte, épidémiquement; et son apparition brusque jette la crainte et le plus profond abattement parmi l'équipage.—Il est même des hommes qui souffrant d'une légère irritation de la bouche et du palais, s'imaginent avoir le scorbut, et dont le moral, péniblement affecté de cette persuasion, amène tous les symptômes de l'épidémie. Il faut cacher la vérité tant qu'on le pourra, redoubler de soins pour les malades, et distraire les hommes valides par des jeux, des amusements, tout en leur épargnant le plus de fatigues possible; l'exercice sera toujours nécessaire.

Quand on aura employé, dès le début, les gargarismes astringents sans aucun succès, il faut bien se garder de les continuer, car ils déterminent une irritation assez forte, et les malades souffrent déjà bien assez. — L'on donne alors pour nourriture tout ce qu'on peut trouver de bon à bord. Pour ne pas ulcérer les gencives et la bouche, on fait prendre de la soupe plusieurs fois par jour; tantôt c'est du pain, tantôt de la fécule de pomme de terre, de tapioka et autres; la semoule, les pâtes légères fournissent aussi un aliment agréable et salutaire, en évitant au malade des douleurs que ne peut manquer de déterminer le passage d'un corps solide dans la bouche. Un peu de vin pur est utile. Si on peut donner aux scorbutiques un peu de viande des conserves, on en fait usage pour varier; on y joint, si l'on en possède, un cornichon dont l'acidité est agréable et même bienfaisante. Le pain frais est de rigueur si l'on a de la farine. Le malade passe la nuit couché, et tout le jour on le fait rester sur le pont s'il fait beau. Les citrons, les pommes, les oranges sont des fruits qu'on peut donner avec la certitude qu'ils concourront au rétablissement. Sous l'influence de ce régime, on est presque certain que la maladie diparaîtra, et les hommes reprendront leur service gais et dipos comme auparavant. Mais on n'a pas toujours le bonheur d'avoir à bord les moyens nutritifs dont l'usage est si salutaire. Le biscuit, la viande salée, un peu de sucre, de café, quelquefois du vin, un peu d'eau-de-vie, voilà ce qu'on possède. Il ne faut pas pourtant se décourager, car ce sont là encore des ressources précieuses. On doit combiner la distribution de manière que les malades prennent du café bien sucré, avec un peu d'eau-de-vie, matin et soir; leur biscuit, bien trempé dans cette liqueur, passe facilement; à midi, on leur fait de la soupe; on tâche de rendre la viande salée aussi bonne qu'il est possible; un peu de vin achève le repas; si les hommes ne peuvent manger beaucoup à la fois sans trop souffrir, on leur donne deux fois la soupe, du vin, et deux fois par jour, café, thé bien sucrés avec le biscuit trempé longtemps. — Si, à cela, on peut joindre quelques cuillerées de bouillon de gélatine, quelques morceaux de cervelas, on en profite pour donner aux plus malades, en combinant la distribution le mieux possible.

— La farine, s'il en reste encore, doit servir pour les scorbutiques de préférence, et surtout pour les plus souffrants.

ll est encore des positions plus terribles, dans lesquelles on est presque réduit au pain et à l'eau. Lorsqu'on a des hommes couchés depuis quelques temps et dont les souffrances augmentant chaque jour, ne leur permettent pas de se lever un seul instant, leur caractère est aigri par la douleur, leur moral est abattu, la tristesse, l'ennui, les larmes ajoutent à leurs souffrances. C'est alors qu'il faut redoubler de consolations, de soins affectueux et qu'il faut être rigoureux dans l'observation des moyens hygiéniques. Une recommandation qu'on ne doit pas onblier, c'est de ne jamais laisser les malades en bas par un beau temps. Chaque jour, si le temps le permet, faites monter les hommes invalides par leurs camarades, couchez-les sur leur matelas, exposés au soleil, tournés sous le vent. Avec une bonnette, faites une tente pour les mettre à l'abri de la chaleur lorsqu'elle est trop forte ; du vent, lorsqu'il est trop frais. — Le soleil, l'air qu'ils respirent, leurs camarades de quart groupés autour d'eux sont autant de causes bienfaisantes et de consolations agréables. — Quant à la nourriture, faites de votre mieux, en ayant le soin de donner à ces malheureux ce que vous pourrez avoir de plus nourrissant et de plus léger. — S'il le faut, trompez-les en leur rapprochant le port qu'ils doivent atteindre ; l'espérance sera un de vos moyens les plus puissants pour lutter contre le mal. — Les approches de la terre (quand on a fond) peuvent être funestes aux plus malades ou bien aggraver les douleurs chez quelques-uns. Ce n'est quelquefois qu'un effet de l'imagination ; mais les traditions de bord sont articles de foi! Cachez le moment où vous serez sur le fond : ne le dites qu'après. En un mot, favorisez l'espérance, ménagez le moral de ces êtres délabrés, et évitez des secousses trop brusques. — Si le navire passe à une faible distance d'une terre, d'une île, relâchez de suite; quelques jours suffisent pour rétablir l'équipage le plus avarié. Vous leur donnez des végétaux frais, de la viande fraîche, en mélangeant cette alimentation; des fruits, un peu de vin, l'*air de la terre*, ce baume si précieux pour le scorbutique, achèvent la guérison. C'est un devoir pour les chefs de ne pas tenir à quelques dépenses pour sauver leurs équipages et souvent leurs navires. On voit, d'après tout ce que je viens de dire, que le scorbut est plus ou moins grave, suivant les circonstances dans lesquelles on se trouve. Le beau temps est un bienfait; mais les coups de vents, les grains, la tempête achèvent de ruiner un organisme que le mal a déjà tant ébranlé.

Les cataplasmes qu'on applique sur les taches, sur les ecchymoses ou sur les furoncles, ne servent à rien; ils sont plus qu'inutiles. Les frictions avec le quinquina

peuvent être employées, mais elles ne ramè-
nent la vie à l'extérieur que momentanément, et sans des principes nutritifs et réparateurs d'un sang appauvri, elles ne
peuvent agir favorablement, je le repète.
On ne peut pas dire avoir dans un remède
quelconque un anti-scorbutique sur lequel
ou puisse compter. Malheur à qui aurait
dans aucun cette confiance funeste.

Si le mot d'anti-scorbutique pouvait s'appliquer d'une manière à peu près positive, ce
serait à la pomme de terre qu'on devrait le
donner. En effet, ce tubercule peut être
conservé long-temps à bord, sans éprouver
aucune altération; il n'y a qu'à l'enfermer
dans des soutes bien sèches, faciles à aérer,
à purifier, et à étendre sur le pont dans les
beaux jours les pommes de terre qu'elles
renferment. Les équipages les aiment beaucoup; la viande salée est mangée avec plus
de plaisir; de temps en temps, une pomme
de terre bouillie, mangée avec un peu de

beurre, est un dîner délicieux; on peut en donner dans la soupe, les préparer de mille manières, et je puis assurer que jamais ils n'en sont fatigués. La pomme de terre est d'ailleurs regardée par beaucoup de matelots, surtout ceux du nord, comme un antiscorbutique infaillible, puisqu'il y a eu des équipages qui ont attribué à l'odeur seule de ces tuburcules répandus sur le pont la propriété de les soulager ou de les guérir. Les exemples ne manqueraient pas, et des faits récents encore confirment l'heureuse influence exercée sur le moral des hommes, par la certitude que les pommes de terre sont une alimentation bonne, salutaire, et qu'avec elles il faut des circonstances graves pour le développement du scorbut. Sans partager cette confiance, je dirai, car je l'ai vu plusieurs fois, que les scorbutiques mangent les pommes de terre avec avidité, qu'ils se couvrent les ecchymoses, de la peau, et qu'ils croient de suite être à l'abri du danger. — La facilité de les conserver, de les préparer de diverses manières, et la confiance qu'ont les marins en elle, la font recommander avec d'autant plus d'instances, que j'ai été témoin de son action salutaire, et de la faveur morale dont elle jouit.

Je renouvellerai, en terminant, la recommandation déjà faite : observation rigoureuse des règles de l'Hygiène, comme préservatif et comme moyen curatif ; la relâche, s'il est possible, quand le mal est à bord ; enfin, le régime suivant les ressources du navire, la position des malades et l'esprit moral de l'équipage.

MALADIES EXTERNES.

Après nous être occupé de l'hygiène, et de la thérapeutique des maladies internes, parmi lesquelles les affections du tube digestif, les maux de gorge, le rhumatisme et la syphilis tiennent le premier rang par leur fréquence et leur gravité, nous arrivons à la partie de cet opuscule qui trouvera une fréquente application à bord, et qui manque essentiellement, comme l'expérience le prouve, et comme l'attesteraient au besoin tous ceux qui naviguent, ou ont navigué.

Les maladies externes sont ainsi appelées parce qu'elles se présentent sur des parties sensibles à la vue, qu'elles sont à la surface ; soit parce qu'elles réclament pour leur guérison, des topiques (1), des pan-

(1) *Topiques*, tout médicament appliqué à l'extérieur.

sements extérieurs, ou la main opératrice. Malgré cela, il est quelques maladies qui se montrent à la vue par une plaie, un ulcère, etc., et qui n'en dépendent pas moins d'une affection organique, d'une maladie interne.

Les maladies dites externes ne viennent donc pas seulement des accidents, des chutes, des coups et blessures; elles peuvent fort bien, je le répète, avoir leur source dans une affection organique, intérieure, n'être qu'un symptôme de cette affection, comme dans le scorbut, par exemple, et dès-lors elles réclament une médication différente. C'est ce que nous examinerons bientôt.

Les plaies de tout genre : les *ulcères*, les *tumeurs*, les *entorses*, les *luxations*, les *fractures*, les *hernies*, les *maladies des dents*, etc.... Voilà les maux qui se présentent souvent à bord des bâtiments du commerce, à la mer, et contre lesquels aucune instruction médicale n'est donnée. Pourtant ces accidents, ces blessures peuvent occasionner de longues maladies, entraîner la perte d'un membre, ou même parfois amener la mort.

Qu'il me soit permis de citer un exemple des conséquences funestes de l'ignorance dans laquelle sont les marins au sujet des maladies externes.

Un jeune homme de Saint-Malo, à peine âgé de vingt ans, matelot à bord d'un trois-mâts du commerce, se laissa tomber de la grand'vergue où il travaillait, sur la lisse, et de là sur le pont. C'était quelques jours après le départ de Montevideo, je crois. Il y eut chez lui luxation de la jambe sur la cuisse, et la tête de l'os qui est au pli du genou, en dessous de la rotule, passa en dedans de l'extrémité inférieure de la cuisse ; le pied et la jambe portés en dehors formèrent un angle obtus avec elle. Il aurait suffi de tirer fortement sur la jambe, jusqu'à ce que l'os fut rentré dans sa cavité, et quelques soins auraient rendu à ce jeune homme l'usage de son membre. Mais le maître d'équipage, remplissant les fonctions de docteur, et sachant mieux, sans doute, manier un épissoir, que reconnaître *de lui-même* sans conseils, une luxation, prit celle-ci pour une fracture, et s'empressa de faire allonger le matelot blessé, auquel il appliqua des bandes et de l'étoupe imbibée d'eau-de-vie camphrée. La traversée fut de trois mois; le blessé garda le lit presque tout le temps, sa jambe et sa cuisse enveloppées, et maintenues dans une immobilité complète. L'ankylose se forma d'une manière complète et solide, et le jeune homme est resté estropié. Il marche péniblement, peut à peine monter dans les enflêchures d'un navire, et si ce n'était son habitude de travailler aux voiles (d'être un peu voilier), il aurait beaucoup de difficulés à trouver un embarquement.

Cet exemple est suffisant, je pense, pour donner une idée des dangers auxquels sont exposés les hommes blessés à la mer, lorsque le navire n'a ni médecin, ni instructions médicales assez étendues. Tout le monde, du reste, conviendra franchement de la vérité de ce que j'avance, et il est inutile d'insister.

PLAIES.

Les plaies sont des solutions de continuité, plus ou moius apparentes, produites par des causes externes. Nous ferons cette différence des plaies avec les ulcères, que les premières sont toujours accidentelles, tandis que les seconds se montrent sur diverses parties du corps, par suite d'une maladie organique, et qu'ils réclament un traitement interne comme traitement principal, tandis que les plaies ne demandent qu'une médication locale.

Puisque les plaies sont produites par des causes extérieures, des accidents, elles doivent être nécessairement fréquentes à bord des bâtiments, où ces causes sont aglomé-mérées, et par elles-mêmes, et par le travail et les manœuvres qu'elles réclament. — Forget a dit avec raison : *Les navires sont le domaine fécond des blessures de toute espèce. La structure du bâtiment et du grée-ment, l'élévation des mâts, la mobilité des navires, surtout par un mauvais temps, la multiplicité des objets entassés à bord, le travail nécessité dans certaines occasions, pendant une nuit obscure, le mouillage et l'appareillage, etc.*, tout concourt à rendre plus imminents les dangers sans nombre auxquels expose la navigation.

Si ces dangers sont tant à craindre à bord des navires de guerre, où l'on dispose de centaines de bras, où l'espace est considérable, surtout à bord des grands bâtimens, combien doivent-ils être fréquens et même redoutables à bord des navires de commerce, où le chargement occupe tout, où quelques hommes seulement sont employés à toutes les manœuvres et à tous les travaux.

Il est encore fort heureux que l'agilité des marins, leur habitude de cette vie roulante et agitée, leur épargne une partie des blessures auxquelles les nouveaux venus, les conscrits de l'état, par exemple, sont plus exposés.

Les plaies ont été divisées, et suivant la cause qui les a produites, et suivant la partie du corps sur laquelle elles se trouvent. Nous ne nous occuperons pas essentiellement de cette dernière division, la première seule intéresse ici.

Suivant les objets, les instruments qui ont occasionné la blessure, les plaies, on les a désignées par les noms de: 1° *plaies par piqûre*, ou par instruments piquants; 2° *plaies par incision* ou par instruments tranchants; 3° *plaies par contusion*, ou par corps contondants (1); 4° enfin, plaies par arrachement, par déchirure. Les plaies d'armes à feu sont trop rares, au commerce, pour qu'il en soit fait mention.

Il arrive pourtant quelquefois que pour rendre un salut, pour le donner, on fait charger une ou deux caronades et l'on fait tirer quelques coups. Ces pièces ne sont pas toujours bien entretenues, les hommes chargés de faire tous les préparatifs ne sont pas souvent aussi prudents qu'ils devraient l'être, et il arrive que la main, le bras ou une autre partie du corps (mais plus rarement que les premières), sont emportés par le coup parti sans intention, par l'effet de la pression ou toute autre cause. Dans ces cas de blessures par armes à feu, il faut presque toujours en venir à des opérations

(1) On appelle contondants, tous les corps ou instruments ronds, obtus et non tranchants, qui meurtrissent et déchirent les parties, sans les couper, ni même les piquer.

qui réclament un homme de l'art.—Dans une relâche, soit en arrivant, soit en partant, la terre est là, et l'on peut y déposer le blessé; mais à la mer on ne saurait être trop réservé, et si la nécessité ou le devoir font tirer quelques coups de caronade, le chef doit veiller à tout, et prévenir les accidents qui pourraient arriver.

La division des plaies, suivant les parties du corps où elles sont, n'est pas essentielle, comme je l'ai déjà dit. En effet, ceux pour qui nous écrivons ne peuvent avoir étudié l'anatomie, et sauf quelques notions vagues qu'ils ont sur la structure du corps humain, ils ne s'enquièrent pas de l'anatomie des régions, des aponèvroses, muscles, vaisseaux, nerfs, etc.—Nous parlerons des plaies en général, suivant les divisions que nous avons admises.

LES PLAIES PAR PIQURE sont assez rares à bord: des aiguilles à coudre ou à voile, des morceaux de bois, des clous, tels sont

les instruments qui produisent ordinairement ces plaies. En général le traitement
est bien simple : si la piqûre n'est pas profonde, on fait saigner la petite plaie autant
que possible, on fait tremper la partie dans
de l'eau fraîche, et on en est quitte pour
ce peu de soins. S'il y a des épines, des esquilles de bois ou autres, enfoncées dans
la piqûre, il faut les retirer, soit comme
on le fait vulgairement, soit en incisant la
peau, et saisissant avec les doigts ou de petites pinces le corps étranger qu'on veut
extraire.

Il peut arriver que la piqûre étant profonde, il y ait un peu de sang extravasé ;
l'eau froide appliquée sur la partie, au besoin quelques émollients, (de la farine de
lin ou de la mie de pain bouillie dans l'eau
de mauve) suffisent pour guérir. — Cependant si la piqûre atteint un nerf, la douleur est vive alors, lancinante, et comme
il est difficile de pratiquer une incision

transversale à la direction du nerf, il vaut mieux arroser le petit cataplasme qu'on met, avec quelques gouttes de laudanum.

En général, ces plaies par instruments piquants guérissent avec facilité; il suffit de les préserver du contact des objets qui pourraient les *envenimer* (comme on dit vulgairement).

Plaies par incision ou par instruments tranchants.

Elles ne sont pas très-fréquentes, du moins quant aux blessures graves. — Ordinairement simples et assez faciles à guérir, ces plaies ne demandent pas une grande habileté dans le pansement, qu'on doit, du reste, simplifier autant que possible.

Les plaies par incision ne présentent pas souvent de la gravité, parce que les hommes n'ont pas à manier des armes, ou des instruments bien tranchants. Le couteau, la hache quelquefois, tels sont les corps qui occasionnent généralement ces blessures. Quand elles sont superficielles, il suffit de rapprocher les deux bords, de les maintenir ainsi par des bandelettes de dyachilon gommé, et de recouvrir le tout d'un linge de toile propre, qui garantisse la partie blessée de la saleté à laquelle elle peut se trouver exposée à bord.

Quelquefois ces plaies sont profondes, et intéressent les artères, les nerfs ; s'il y a hémorragie, il faut s'empresser d'employer les réfrigérants, les styptiques (astringents employés surtout à l'extérieur). L'eau froide avec addition de vinaigre, l'eau blanche (acétate de plomb liquide), le sulfate de zinc en solution, tels sont les moyens qui, appliqués immédiatement, peuvent arrêter l'hémorragie, lorsqu'elle n'est pas trop forte. Il arrive parfois que lorsqu'elle résiste à l'emploi de ces topiques astringents, le sang se coagule bientôt, et formant un caillot épais, s'oppose ainsi lui-même à l'hémorragie. Il faut bien se garder alors de nettoyer la plaie; il faut attendre plusieurs jours au moins, jusqu'à ce que l'ouverture du vaisseau qui avait été divisé soit refermée, et qu'on n'ait plus à craindre l'écoulement du sang. Si l'hémorragie persistait néanmoins, il faudrait exercer une compression assez forte au-dessus de la blessure, et employer en même temps l'application sur la plaie, de styptiques rendus plus astringents encore, en augmentant la dose de la substance qu'on fait dissoudre. La ligature des grands vaisseaux exige un chirurgien habile, et ce n'est pas parmi des marins qu'on peut le trouver.

Lorsqu'une incision faite accidentellement, atteint un nerf sans le diviser complètement, le blessé éprouve une douleur vive, insupportable même; c'est au point que le tétanos peut en être la suite. — Il faudrait, pour bien faire, achever la section

du nerf; mais on n'ose pas même le conseiller ici. Dès-lors il faut recourir aux topiques opiacés, à l'usage de l'acétate de
morphine, de l'opium, du pavot, à l'intérieur. Nul doute qu'on ne tente ces moyens,
et qu'on ne recule devant le premier, qui
exige la main d'un homme de l'art.

Dans tous les cas de plaies par incision,
les bandelettes agglutinatives (dyachilon
gommé) sont le meilleur mode de pansement. Le nombre varie suivant l'étendue
de la blessure, mais elles évitent le poids
du linge, de la charpie, et par leur nature
même, tiennent parfaitement rapprochés
les bords d'une plaie, en même temps
qu'elles sont d'une application simple et
facile.

Si cependant on craint, par l'écartement
des lèvres de la plaie, que les bandelettes
n'exercent pas assez de compression pour
maintenir le rapprochement exact, on les
coupe assez longues pour faire le tour du

membre ou de la partie blessée, et on les applique de manière à ce qu'elles s'entre-croisent, c'est-à-dire que l'une tire les bords de la plaie dans un sens, l'autre, à côté, dans le sens opposé, pour les rapprocher d'une manière sûre et parfaite. On peut aussi, au besoin, employer par-dessus ces bandelettes, des bandes de toile, avec de petits rouleaux de linge qu'on place un de chaque côté au-dessous du bord de la plaie. — Ces bandes appliquées comme les bandelettes, doublent la force de cohésion, et la plaie se cicatrise beaucoup plus promptement.

La propreté est une condition essentielle de guérison, et on doit veiller à ce que les bandelettes et le linge qui les recouvre, soient toujours bien soignés.

Une observation bien importante à faire, et qu'il ne faut jamais perdre de vue, c'est de ne pas charger de linge les parties blessées, soit dans les pays chauds, soit en mer sous des latitudes brûlantes, avec une température élevée.--Au contraire, dans ces circonstances il sera bien d'employer le moins de linge qu'on pourra. Les plaies se cicatrisent alors plus vite, et l'on évite des accidents consécutifs. Dans les pays froids, avec le mauvais temps, il faut que le blessé se mette à l'abri, ou du moins qu'il garantisse sa partie malade. Nons n'avons pas parlé de la suture comme moyen de guérison dans les plaies, parce que nous sommes presque assuré qu'on ne l'emploirait jamais; du reste nous en dirons deux mots aux petites opérations praticables à bord, par des capitaines ou des officiers du commerce.

Nous ne pouvons préciser au juste (ou du moins nous ne pouvons entrer dans tous les détails,) les circonstances dans lesquelles un blessé doit garder le repos, ou faire son service. C'est à la justice et à l'humanité du chef à en juger; tout ce que nous devons rappeler, c'est qu'il est des blessures qui demandent le repos, d'autres qui permettent un exercice modéré, et que partout et toujours la plus grande propreté doit être recommandée, elle est une des premières conditions de la guérison.

Les marins savent avec un peu d'étoupe et de goudron se panser les plaies légères, les coupures, et rarement, dans ces cas, ils ont besoin d'autres soins. La nécessité et l'expérience leur en ont beaucoup appris.

Plaies contuses (par instruments ou corps contondants.)

Beaucoup plus fréquentes que les autres, elles présentent en général plus de gravité, et il est facile de s'en rendre raison par le nombre infini d'objets contre lesquels on peut se heurter par accident ou par maladresse, ou qui, par leur chute, peuvent atteindre les hommes.

Les plaies par contusion peuvent être

légères; alors elles affectent seulement la peau, et le tissu cellulaire (la graisse) sous-cutané. La partie devient violette, puis noirâtre, enfin jaune; c'est ce qui arrive quand on se donne un coup. Il suffit d'employer l'eau salée, l'eau-de-vie camphrée, pour que le mal disparaisse; souvent même il n'est besoin que de quelques jours, sans aucun soin.

Si les plaies contuses sont plus graves, il faut non seulement employer ces moyens, mais on est obligé de recourir aux sangsues ou à quelques ventouses autour de la partie contuse, surtout si cette contusion a eu lieu auprès d'une articulation, ou sur le ventre, la poitrine, la tête. Généralement les contusions sur ces cavités réclament le repos, la saignée générale; car il y a quelquefois alors des symptômes assez graves, et la pression exercée sur une cavité, la commotion imprimée aux organes qu'elle renferme, peuvent entraîner des conséquences fâcheuses, qu'il est toujours prudent de prévenir.

Quand la contusion a lieu avec déchirure de la peau, division des muscles, tendons (ce qu'on appelle *chairs*), il faut bien se garder de réunir; au contraire, il est convenable d'inciser davantage pour donner issue au sang épanché; on emploie les résulotifs, les émollients, et on laisse suppurer en pansant la plaie au moins deux fois par jour. Il est inutile d'insister sur la nécessité de la propreté. Les plaies contuses qui sont souvent légères, qui ne demandent presque aucun soin autre que les moyens dont nous avons parlé, sont dangereuses toutes les fois que le corps contondant agit sur une des trois cavités (tête, poitrine, abdomen). La gravité de la lésion est en raison, non seulement du poids, de la masse du corps vulnérant, mais encore de la distance parcourue, de la rapidité de la chute ou de celle du choc occasionné. —

Tantôt c'est un coup d'anspect, un coup d'aviron, de poulie, etc.

Le blessé, sans rien présenter extérieurement, éprouve de suite des symptômes qui varient, suivant la cavité où il a été atteint, et suivant la force du coup. — C'est dans ces cas que la saignée générale est souvent utile, outre les saignées locales, c'est-à-dire outre les applications de sangsues ou de ventouses à l'endroit où le coup a porté, et qu'on recouvre après de cataplasmes émolliens.—Le repos est indispensable ; quelquefois même il faut ajouter de la tisane d'orge nitrée, si le bas-ventre est douloureux, si l'irritation produite influe sur les urines. La limonade, l'eau de riz peuvent aussi être données au blessé.

J'ai vu plusieurs fois un coup d'aviron donné par mégarde sur un côté de la poitrine, et négligé pendant quelques jours, exiger ensuite quinze jours de repos, plusieurs jours de diète, une saignée générale, et l'application réitérée des ventouses. Deux fois le mal n'a entièrement disparu qu'après l'emploi d'un vésicatoire sur la partie. — D'ailleurs, les os peuvent être fracturés, et leurs esquilles blesser les poumons. — Il est inutile d'entrer dans des détails sur les accidents plus ou moins graves occasionnés par les blessures par contusion sur l'abdomen. L'estomac, les intestins, la vessie, contenus dans cette cavité, disent assez ce qu'on doit craindre, et ce qui pourrait arriver.

Les coups, les chutes sur la tête, qui ne déterminent aucune lésion extérieure, ou qui n'occasionnent que des plaies très-légères et superficielles, peuvent imprimer au cerveau une commotion (une secousse) qui malheureusement est souvent mortelle, malgrès les soins les plus empressés et les mieux entendus. La commotion cérébrale peut suivre une chute faite du pont dans la cale, pendant l'abattage en carène, le chargement ou le déchargement, le lestage du navire, par un coup d'aviron, d'anspect, de poulie sur la tête. D'ailleurs, si ces chutes, ces coups ne déterminent pas la commotion cérébrale, il peut bien arriver que les os du crâne soient fracturés, et en supposant qu'il fût possible d'y porter remède, comment pourraient le faire des hommes étrangers à la médecine?

La commotion cérébrale présente des nuances variées; ainsi, dans les cas les moins graves, le blessé éprouve au moment de l'accident un véritable éblouissement, qui disparaît bientôt, après lui avoir fait *voir trente mille chandelles.* Cette expression désignera mieux ce degré de la commotion.

D'autres fois, le coup étourdit; l'individu tombe sans connaissance, mais il peut se relever bientôt. Son intelligence troublée d'abord, engourdie, reprend peu à peu son état normal, et les idées reviennent.

Dans les circonstances plus graves, comme je l'ai vu quelquefois, après une chute du pont dans la cale, d'une basse vergue sur le pont, lorsque la tête a frappé la première, il y a assoupissement profond immédiat, l'intelligence ne s'exerce plus, il y a insensibilité à l'action de tous les corps extérieurs. La face se décolore, les pupilles sont immobiles, la respiration très-lente et difficile, par soupirs; les extrémités surtout deviennent froides, le pouls est lent, très-faible. — Tels sont les symptômes alarmants d'une commotion cérébrale grave.

Dans les premiers cas dont nous avons parlé, il suffit de faire respirer l'éther, l'ammoniaque, de faire des frictions sèches sur la peau, aux membres; on jette de l'eau froide sur la figure, qu'on essuie immédiatement après. Au besoin on applique des synapismes aux pieds, au gras des jambes.

Dans la commotion grave et dangereuse, il faut se hâter d'appliquer des synapismes aux extrémités inférieures, en les promenant de la jambe à la cuisse, aux pieds. On fait chauffer fortement des linges, dont on frictionne et dont on entoure le corps ; des sangsues doivent être appliquées derrière les oreilles, au besoin les ventouses serviront, mais il faudra les renouveler plusieurs fois; la saignée générale peut être pratiquée une ou deux fois ; à l'intérieur, on donne l'infusion de cammomile, de thé. Si ces moyens continués ne rappellent pas le malade à la vie, on se trouve bien de donner l'émétique à la dose de 2 à 4 décigrammes dans la journée, en l'administrant de deux heures en deux heures, dans une tisane, une potion, etc. Plus tard les vésicatoires à la nuque, les vésicatoires volants (1) autour du cou, sont d'une grande utilité. — Malgré ces moyens continués

(1) Vésicatoires qu'on change de place dès qu'ils ont produit de l'irritation à la peau, sans attendre qu'il y ait vessie.

avec assiduité et avec zèle, on n'est pas toujours assez heureux pour rappeler un homme à la vie; mais un capitaine, des officiers auront fait tout ce qu'ils auront pu à bord, et quelques résultats heureux suffiront pour les dédommager des insuccès.

Comme on le voit, la commotion cérébrale que nous rangions ici parmi les plaies contuses, et qui n'est qu'un des effets de la contusion, exige beaucoup de soins, et surtout des soins continués, sans se lasser des premiers insuccès. Il n'y a pas toujours mort réelle, quoique les apparences le fassent croire. Il y a extinction de sensibilité, nullité d'intelligence; la vie est presque éteinte, mais jusqu'au dernier moment, jusqu'à la conviction la plus forte, il faut toujours agir avec énergie. — Je citerai, à ce sujet, l'exemple d'un maître d'équipage d'un trois-mâts de Dunkerque, qui fit une chute du pont dans la cale, au moment où on abattait le navire. La commotion cérébrale fut forte ; pas la moindre lésion extérieure ; tous les moyens employés par son docteur et plusieurs de ses confrères ne produisirent aucune amélioration. Quinze jours s'étaient écoulés dans cet état de mort apparente, et tout le monde désespérait du maître d'équipage, lorsqu'une nuit, dix-sept jours après l'accident, de fortes secousses de tremblement de terre (1) le raninèrent par degrés, et, après un dernier et violent ébranlement, lui firent ouvrir les yeux et pousser quelques soupirs.

Le malade semblait sortir d'un sommeil lourd et pénible, il ne se rappelait rien, et croyait, disait-il, avoir été remué dans son lit par une main vigoureuse. — Depuis ce moment sa convalescence se déclara, et la vie fut rendue à cet homme qu'on croyait irrévocablement perdu.

(1) Nous étions alors à Talcahuano (Conception, Chili), où les tremblements de terre sont fréquents et occasionnent des désastres infinis

Ce sujet mériterait bien des développements et des discussions intéressantes qui, pourtant, ne peuvent trouver place ici.

Il nous suffit d'avoir indiqué les moyens de combattre un des accidents les plus à craindre et les plus funestes.

Les brûlures ne sont pas fréquentes à bord des bâtiments du commerce, où le cok (cuisinier) seul, est préposé à la cuisine, et exposé au feu. Quelquefois la bouilloire, les casseroles, les chaudières mêmes peuvent, par un fort coup de roulis ou par un feu trop vif, rejeter une partie de leur liquide bouillant, et le cuisinier, emprisonné, pour ainsi dire, dans un espace fort resserré, reçoit ces éclaboussures par trop chaudes. — Un peu de suif, de saindoux, avec un peu de papier fou et du linge propre composent tout le pansement. Seulement, lorsque la plaie occasionne de trop vives douleurs, on peut la recouvrir d'une légère couche de cérat fortement opiacé. — Voilà, du reste, tout ce qu'il est utile de dire ici de ces plaies.

ULCÈRES.

Ce sont des solutions de continuité, des plaies plus ou moins anciennes, entretenues par un vice intérieur, une cause interne. — Sous l'influence d'un virus quelconque, les ulcères sont des destructions de tissus. — Une différence bien essentielle entre les ulcères et les plaies, c'est que les plaies tendent à la cicatrisation, à la guérison, tandis que les premiers, au contraire, semblent vouloir s'agrandir, ou du moins rester dans le même état.

Les ulcères prennent différents noms, suivant les causes qui les entretiennent. Chez les marins, les ulcères les plus fréquents sont les *ulcères par cause syphiliques*, (les *ulcères vénériens*), les *ulcères scorbutiques*; quelquefois, mais bien rarement, les *ulcères variqueux*.

Les ulcères vénériens sont les plus communs. Ils ont un aspect qui leur est propre, et qu'il est difficile de bien dépeindre par une description. — Ces ulcérations sont saignantes, creusées en godet, irrégulièrement arrondies, à bords dentelés, taillés à pic et décollés. Les portions de peau comprises entre ces ulcérations (qui peuvent grandir et n'en former qu'une), sont d'un rouge cuivré, très dures. — Outre ces signes assez évidents pour celui qui en a vu plusieurs fois, mais peut-être un peu obscurs pour quiconque ne les a pas observés, on peut s'informer si le malade a eu la syphilis? Sous quelle forme? S'il a été bien soigné, bien guéri? Enfin s'il a été atteint plusieurs fois du mal vénérien, et si chaque fois il l'a combattu rationnellement?

Toutes ces questions sont utiles; mais il faut se défier de la réponse des malades, qui nient ou n'avouent qu'une partie de la vérité, et qui ne comprennent pas toujours l'intérêt qu'on leur porte.

Le traitement de ces ulcères peut varier, car il arrive parfois que la médication qui a procuré quelques heureux résultats, devient tout-à-coup d'une nullité incontestable. Voici, du reste, ce que nous conseillons de faire à bord.

En premier lieu, il convient d'appliquer quelques cataplasmes émolliens, pour diminuer l'inflammation résultant de l'irritation produite à la surface de la plaie, soit par le frottement des caleçons, des bas, de la chemise, etc., soit par la fatigue, la marche, les coups qu'on peut y recevoir. — Après quelques jours de lotions et de topiques émolliens, on panse la plaie avec du cérat mercuriel, du cérat calomélisé, ou, si les douleurs sont vives, on recouvre l'ulcère d'un papier fou, enduit de cérat opiacé.

A l'intérieur, on se sert des pilules de Dupuytren, ou celles de Sédillot; deux par jour d'abord, trois ensuite; et pour boisson, de la tisane sudorifique, deux ou trois verres dans la journée. Il faut ajouter à ces moyens médicinaux quelques précautions indispensables. — Ainsi le malade devra garantir la partie ulcérée, de l'humidité, de l'eau, du choc des objets environnants, pendant qu'on l'exemptera lui-même des travaux pénibles, surtout si l'ulcère est au bras ou à la jambe. Ceux-ci guérissent plus difficilement que les premiers, car le repos serait nécessaire, et on conçoit qu'il ne peut être observé, ni ordonné.

Quand les ulcères vénériens persistent malgré tous ces moyens, ou quand leur guérison semble arrêtée dans sa marche, on peut essayer de faire prendre à la jambe ou à toute autre partie ulcérèe un bain aromatique, si on peut se procurer des aromates.

Il n'est pas inutile, non plus, de laver la plaie de temps en temps, avec du chlorure de soude étendu d'eau.

Les ulcères scorbutiques n'apparaissent guère qu'avec le scorbut lui-même ou pendant sa durée ; les meilleurs moyens à employer ont été indiqués déjà à l'article *scorbut*. Comme ces ulcères viennent toujours d'un défaut de vitalité, d'un atonie (faiblesse), on peut les laver avec une décoction légère de quinquina, du vin aromatique. — Cependant la médication la plus sûre, c'est de détruire le mal intérieur, la cause interne, et les plaies se cicatrisent vite d'elles-mêmes.

Les ulcères variqueux sont des plaies saignantes, violacées à leur fond et à leur pourtour, accompagnées de cordons veineux mobiles et roulants, développés d'une manière exagérée, d'une couleur bleuâtre ou violacée ; serpentant sous la peau, et présentant de distance en distance des nodosités et des renflements. — (Tout le monde, du reste, connaît les varices.)

Ces plaies ne sont pas fréquentes à bord

des navires marchands, car la station est presque toujours accompagnée d'exercice; les matelots portent rarement des bas, et chez eux on n'a pas à craindre la compression des jarretières. Comme il peut se présenter quelquefois des plaies variqueuses, nous allons dire deux mots du traitement.

La partie étant toujours un peu irritée, et le repos, qui serait indispensable, ne pouvant pas être commandé, on recouvre la plaie pendant les premiers jours de cataplasmes émolliens. Quand l'inflammation est dissipée, il faut choisir le moyen qui permette de guérir, sans que le malade garde le repos, et soit soustrait aux causes du mal. Les bandelettes agglutinatives (de dyachilon gommé) remplissent très bien cette indication. Elles doivent avoir une longueur telle qu'elles puissent faire une fois et demi le tour de la partie qu'elles ont à recouvrir, afin que la compression soit circulaire et solide. On doit les appliquer de manière que la deuxième s'imbrique sur la première par la moitié de sa largeur; la troisième, sur la deuxième de la même manière, et ainsi de suite. Alors la compression est uniforme, continue, et il n'existe aucun intervalle par où les parties molles puissent faire hernie.

On renouvelle ces bandelettes tous les cinq jours, et quand on a obtenu la cicatrisation des plaies, on fait prendre au malade une guêtre de toile lacée, préservant les cicatrices des chocs extérieurs, s'opposant au retour du mal, à son aggravation, en soutenant les parties variqueuses.

TUMEURS.

Nous ne décrirons pas tout ce qu'on entend par *tumeur*, les diverses espèces, etc., nous devons nous borner à mentionner ici les furoncles (les clous), et ces grosseurs qui se développent à la suite de fatigues prolongées, d'une grande humidité ou d'un coup auquel on n'a porté d'abord aucune attention.

Les *furoncles* sont parfois très douloureux : il faut les recouvrir de cataplasmes émolliens renouvelés, jusqu'à ce que la pointe devienne blanchâtre, et que le sommet du bouton soit assez mou pour indiquer la matûrité. Les élancements, déjà trop vifs, le deviennent davantage alors et augmentent la souffrance, si on n'a pas le soin de percer *la tête du clou* avec la pointe d'une lancette. Les marins sont généralement assez durs pour ne pas se plaindre de ces furoncles; mais il arrive quelquefois que la fatigue, le travail augmentent la douleur, donnent plus de vivacité aux élancements qui se font sentir, et déterminent une excitation générale, la fièvre même. C'est surtout quand les furoncles sont situés aux jambes ou aux bras, dans le voisinage des articulations, que les souffrances sont aiguës. La partie voisine est promptement tuméfiée, et si l'on continue d'agir, l'enflure et la rougeur s'étendent au loin.— Sans exiger le repos absolu, les furoncles demandent qu'on exempte les malades des travaux qui les fatigueraient; qu'on les fasse garantir de l'humidité, de la pluie. Il peut même se faire que la douleur et l'inflammation soient assez fortes pour obliger de soumettre presque à la diète absolue, au repos complet, et pour nécessiter, à la base de la tumeur, une application de sangsues qui diminue l'inflammation. Quand les furoncles ont bien suppuré à l'aide de cataplasmes émollients, on peut les recouvrir d'un emplâtre de dyachilon jusqu'à guérison complète, en l'enlevant de temps en temps pour nettoyer le clou. — Ce que nous venons de dire pour les furoncles simples ou douloureux et très enflammés, peut s'appliquer également à toutes les tumeurs ordinaires, c'est-à-dire à toutes ces grosseurs qui, se développant sur différentes parties du corps, exigent des sangsues à leur base, si elles sont trop enflammées, des cataplasmes émollients, et enfin un petit coup de lancette à la partie la plus déclive et la plus molle de la tumeur.

Il nous était impossible de parler ici des abcès, tumeurs, idiopathiques ou symptômatiques, chauds et froids. Nous n'eussions pu être assez bien compris; malgré toute notre bonne volonté, nous n'aurions pu élaguer les termes scientifiques, et ces divisions d'abcès, de tumeurs méritent encore aujourd'hui quelques discussions. Quelquefois, chez les scrofuleux, les lymphatiques, les glandes du cou grossissent, elles simulent une petite tumeur que la négligence peut augmenter, et occasionnent une raideur du cou assez désagréable, en même temps qu'elles font souffrir. Ces glandes tuméfiées, irritées se distinguent facilement des tumeurs ordinaires, à la simple vue, et par leur position. Dans ces cas, les cataplasmes émollients seraient inutiles, plutôt même nuisibles. Il suffit de faire frictionner ces glandes légèrement, plusieurs fois par jour, avec la pommade iodurée, et de faire entourer le cou de la cravate de laine. Si le temps est froid, on doit obliger l'individu à bien se garantir de son influence.

PANARIS.

Le Panaris est l'inflammation phlegmoneuse (1) du doigt. Il naît à la suite d'une piqûre, d'une contusion ou d'une morsure des doigts; une épine, un morceau de bois introduit sous la peau, le déterminent souvent aussi; quelquefois la cause est inconnue. Cette affection est commune chez les marins; une chaleur humide,

____

(1) Phlegmon, tumeur inflammatoire, presque toujours circonscrite, qui a son siége dans le tissu cellulaire sous-cutané (la graisse au dessous de la peau).

l'humidité paraissent en favoriser le développement.

Le panaris peut être superficiel ou profond. Dans le premier cas, il affecte la peau, le tissu cellulaire, on l'appelle *tourniole*. Dans le deuxième cas, c'est le panaris proprement dit ; il s'étend jusqu'à la gaîne des tendons, des muscles, et presque jusqu'à l'os (au périoste des phalanges). — La douleur est très-vive, insupportable parfois. Le malade éprouve une chaleur brûlante ; il y a tension des parties avec élancement.

Il faut se hâter, pour faire avorter le panaris, d'employer l'eau froide autant que possible ; la compression, et surtout les sangsues à plusieurs reprises sur le doigt enflammé. Quelquefois, il suffit d'appliquer quelques cataplasmes émollients pour amener le panaris à l'état de suppuration : alors la peau se décolle, l'ongle tombe, et le malade guérit assez rapidement.

Quand le panaris est profond, la douleur est plus vive; les élancements sont continuels et pénibles; il y a de l'insomnie, de la fièvre, une agitation extrême. L'inflammation gagne la main, le bras, et les accidents consécutifs sont souvent funestes. Dans ce cas, il ne faut pas craindre d'appliquer plusieurs fois des sangsues sur le doigt ou la partie malade; d'inciser profondément sur toute la longeur, afin d'arrêter les progrès de l'inflammation. On fait prendre à la partie de fréquents bains locaux avec la mauve ou la graine de lin; on la recouvre de larges cataplasmes émollients, et on fait garder le repos, tout en tenant le malade à la diète. Lorsque l'inflammation est trop forte, et que la céphalalgie, l'irritation amènent des phénomènes généraux qui peuvent nuire, on pratique une saignée générale, répétée s'il le faut, suivant l'intensité des symptômes. — Quoique les incisions profondes soient douloureuses, il ne faut pas craindre de les faire hardiment : grâce à ces incisions, on évite bien des fois la gangrène, et presque toujours, ces accidents inflammatoires qui développent des abcès sur tout le trajet du membre, arrivent au cerveau et peuvent entraîner la mort, au milieu de souffrances horribles.

Les bains locaux, les cataplasmes émollients, les lotions avec la mauve ne doivent pas être négligées. Il faut, en même temps, qu'on se garantisse de l'humidité, de la saleté et des contusions qu'on peut recevoir à bord, soit en travaillant, soit par l'effet du roulis et du tangage.

HERNIES.

Les hernies sont des tumeurs formées par le déplacement de quelques parties molles ; cette expression est plus généralement consacrée au déplacement des viscè-

(1) Dites aussi *efforts*, descentes.

res (cerveau, poumons, estomacs, intestins, etc....) Parmi les hernies viscérales,
les seules dont nous ayons à nous occuper
ici sont les hernies des intestins ou hernies abdominales (du ventre), non-seulement *comme plus communes que les
autres*, mais à cause de leur fréquence
à bord, où les causes sont nombreuses. —
On le conçoit facilement, en effet, puisqu'à bord des bâtiments de commerce il
faut que quelques hommes parent seuls à
toutes les éventualites. Ainsi, quand il
s'agit de crocher des ris, de serrer une
voile par un fort coup de vent ; quand il
faut hisser, arrimer dans la cale des marchandises ; tout ce qu'on fait à bord pour
les manœuvres, pour le chargement et le
déchargement ; tout, disons-nous, exige
des efforts plus ou moins grands, suivant la
résistance qu'on a à vaincre et suivant les
circonstances.

Une manœuvre qui peut favoriser le développement des hernies abdominales, c'est la manœuvre des voiles pendant le mauvais temps, surtout lorsque les hommes, obligés de serrer ou de prendre des ris, n'ayant qu'un marchepied très-mobile, s'appuyent de leur ventre contre la vergue, et forcent beaucoup dans cette position. Aussi, de toutes les hernies, ce sont les abdominales qui sont les plus fréquentes, comme on le voit, et ce n'est donc que de celles-là qu'il faut nous occuper.

Suivant la partie de l'abdomen (*ventre*) dans laquelle a eu lieu la hernie, celle-ci prend différents noms. Si c'est au nombril (*ombilic*), que l'intestin fasse saillie, elle est dite *ombilicale*; si c'est au pli de l'aîne, elle est dite *crurale*, lorsqu'elle se dirige du côté de la jambe; *inguinale*, lorsqu'elle est un peu au-dessus du pli de la cuisse avec le ventre et qu'elle peut se diriger vers les testicules. — (Il est difficile de bien désigner ou définir ces deux espèces de hernies sans parler anatomie, ce que nous ne ferons pas pourtant ici, on sait pourquoi.) Enfin la hernie est dite *scrotale*, lorsqu'elle est dans les bourses, et que cette partie est considérablement augmentée, après un effort, une pression sur le ventre.

D'après la division que nous venons d'établir, on doit reconnaître facilement une hernie. Les signes communs à toutes sont : la présence d'une tumeur vis-à-vis une des ouvertures du ventre, dont nous avons parlé, et qui ont servi à établir notre division; l'apparition plus ou moins prompte de cette tumeur, après un effort, une secousse, une chute sur le ventre; les coliques que ressent l'individu, jusque dans la tumeur même; les changements éprouvés par cette masse quand on prend des positions différentes; l'augmentation des coliques, la saillie plus prononcée pendant la toux. A l'aide de ces indications, et de l'expérience que donne l'âge, il sera facile de reconnaître la formation d'une hernie.

Ces hernies peuvent être simples ou compliquées, récentes ou anciennes. — Elles sont faciles à réduire quand elles sont récentes, et on ne saurait trop s'empresser de le faire.

Pour réduire une hernie, si elle est simple, si elle n'est pas accompagnée d'accidents graves, il suffit de faire coucher le malade, les jambes fléchies, le bassin un peu relevé, incliné vers la poitrine. Dans cette position (la hernie étant à bord rarement ombilicale), on exerce sur la tumeur une pression graduée, en poussant à mesure les parties vers l'endroit par où elles sont sorties. En pratiquant de suite cette pression vers l'abdomen, on obtient facilement la rentrée des parties, ce dont on s'aperçoit à l'œil, par la disparition de la tumeur, l'égalité de la surface et le toucher. On appuie fortement la main sur le lieu où la hernie s'était formée, on fait tousser, remuer, et on sent de suite que sans la résistance opposée par les doigts et la main, la hernie reparaîtrait. — On applique immédiatement sur la partie, le *brayer*, bandage à pelotte, que l'on serre à volonté, jamais trop, pour ne pas fatiguer; jamais trop peu non plus, pour que la résistance ne soit pas insuffisante. — Il est inutile, je pense, d'insister sur les précautions qu'on doit prendre en exécutant le *taxis* (réduction de la tumeur herniaire); la pression et le mouvement imprimé aux parties, doivent varier suivant le volume de la tumeur, sa sensibilité. Si la douleur est trop vive, on peut s'arrêter de temps en temps, en ayant soin de placer les doigts comme résistance, à mesure que la tumeur diminue, ou que les parties rentrent. Il faut aller doucement, ménager les souffrances, et ne jamais cesser la résistance jusqu'à ce que les parties soient rentrées dans leur position normale.

Il n'est pas toujours aussi facile de réduire les hernies, et la position ne suffit pas toujours. Il faut recourir de suite à un bain général tiède, dans lequel on vient plus facilement à bout d'opérer la réduction. Quelquefois, lorsqu'il y a des signes d'inflammation, quand la douleur est vive, et que la réduction ne peut être opérée facilement, on se trouve bien d'appliquer des sangsues, qu'on ne peut guère remplacer par des ventouses; on les fait couler longtemps, on les recouvre d'un cataplasme léger, et après, on procède au *taxis* (réduction de la hernie), soit sur un lit, soit dans un bain, comme nous l'avons déjà indiqué.

Quand la hernie est un peu ancienne, et qu'elle fait éprouver de vives coliques, on administre avec assez de succès un laxatif ou un purgatif doux (huile de ricin, calomélas, etc.); on applique des cataplasmes, on fait prendre un bain; enfin, on réduit la hernie autant que possible, et on applique ensuite un bandage pour la maintenir.

Nous ne saurions trop recommander de soigner promptement ceux à qui surviennent des hernies, afin d'éviter des accidents en général fort graves, surtout *l'étranglement*, qui deviendrait mortel à bord des bâtiments privés de chirurgiens, vu l'impossibité où serait un capitaine de pratiquer lui-même une opération aussi délicate.

Lorsque les hernies sont anciennes, et que les individus qui en sont affectés ne souffrent pas, il est nécessaire de leur donner un bandage dont la pelote soit concave, pour bien embrasser la tumeur, au lieu d'une pelote convexe, employée contre les hernies récentes et réduites.

Les bandages appliqués aux hernies doivent varier suivant la partie où s'est formé le sac herniaire. Si la hernie est ombilicale, il suffit après l'avoir réduite d'appliquer une pelote de linge sur le nombril, et de l'y maintenir par une ceinture un peu serrée. La compression pourra être diminuée après quelque temps, et si la hernie ne s'est présentée qu'une fois, le bandage pourra être enlevé, pourvu toutefois que les pantalons ou les caleçons soient justes sur cette partie du ventre, et exercent une compression modérée. Il serait même prudent dans les travaux pénibles, quand il s'agit de faire des efforts, que les individus qui auraient eu à souffrir d'une hernie ombilicale, missent un mouchoir ou ceinture comprimant l'ombilic, dans la crainte d'un nouvel accident.

Quant aux hernies *inguinales* et *crurales*, les bandages sont donnés tout confectionnés, prêts à être appliqués, la pelote reposant sur le lieu de sortie de la tumeur (1).

(1) Je n'ai pas voulu entrer dans les détails qu'aurait entraînés la description anatomique des hernies. Intestins, épiploon, etc., tout cela doit être passé sous silence.

Il faut seulement recommander de les faire recouvrir de toile, pour que la sueur et la saleté ne les usent pas trop vite.

Si la hernie descend dans les bourses (hernie scrotale), il faut la réduire, en ne pressant jamais sur le testicule; c'est seulement aux parties échappées de leur position, qu'il faut imprimer le mouvement d'ascension graduelle. On donne ensuite un suspensoir en toile forte et double, qui embrasse bien exactement les bourses, et ne permette pas à la hernie de se reproduire. — On devrait, pour plus de sécurité, placer du coton entre les deux toiles du suspensoir, à sa partie inférieure, et piquer cette partie assez serré pour que la résistance fût plus grande.

Dans tous les cas de hernies, la première indication c'est l'empressement qu'on doit apporter à réduire la tumeur, l'application immédiate du bandage doit suivre, et son usage ne peut être cessé un seul jour, excepté pendant le repos, longtemps après l'accident, quand on n'a pas d'efforts violents à faire. Du reste, s'il se présente des phénomènes généraux, on les combat comme nous l'avons indiqué plus haut.

FOULURE. — ENTORSE. — LUXATION.

Il n'est pas besoin d'entrer dans les détails d'une distinction entre foulure et entorse; car, si médicalement on ne peut en admettre, vulgairement du moins on en établit une, et chacun sait ce qu'on entend par le premier mot *foulure*.

Souvent en montant dans les haubans, en courant sur le pont, par un mauvais temps surtout, on peut faire prendre au pied une position qui distende les ligaments, les tendons, sans occasionner une véritable entorse. La douleur est vive; il y a impossibilité momentanée de marcher; quelquefois le pied gonfle.

On applique de suite des linges imbibés

d'eau froide; on fait allonger le membre, et vingt-quatre heures de repos suffisent pour amener la guérison. Il est assez prudent, pour aider la station ou la marche, d'appliquer une bande roulée sur le pied et la jambe. Ces foulures peuvent exiger pourtant quelques jours de repos; alors on recouvre la partie de compresses imbibées d'eau blanche; d'eau-de-vie camphrée à la fin.

Les causes qui déterminent les foulures aux pieds, peuvent aussi entraîner celles de la main à son articulation avec le poignet. Les soins sont les mêmes; nous n'y reviendrons pas.

L'entorse consiste dans une forte distension éprouvée par une articulation dont les os ont été poussés violemment dans des sens opposés.

L'entorse entraîne souvent avec elle des accidents inflammatoires assez graves, par le froissement de certains cartillages, le déchirement partiel des ligaments, l'extension excessive des tendons.

De toutes les articulations, celles du pied avec la jambe, de la main avec le bras sont le plus exposées aux entorses.

Quand le pont est glissant, par un roulis très fort, on peut se laisser tomber; et, pour se retenir, s'appuyer fortement sur la main qui supporte ainsi tout le poids du corps, et peut alors éprouver facilement cette distension qui constitue l'entorse.

Il en est de même pour l'articulation du pied avec la jambe; et je crois que l'entorse est encore un peu plus fréquente dans ce cas.

La douleur est très vive; il y a impossibilité de mouvoir la partie ou de s'appuyer dessus; quoiqu'elle conserve sa forme d'ailleurs, il est à peu près impossible de méconnaître une entorse lorsqu'elle existe.

Il faut de suite plonger la partie dans de l'eau bien froide et l'y laisser plusieurs heures, en ayant soin de changer l'eau à mesure qu'elle perd sa fraîcheur. On peut, avec avantage, donner au blessé un vase rempli d'eau, pour qu'il la fasse couler lentement sur la partie sous forme de petite douche. C'est le plus sûr moyen d'empêcher l'inflammation et le gonflement, qui font souvent de l'entorse une blessure très longue à guérir et parfois assez douloureuse. Après cinq ou six heures d'immersion de la partie dans l'eau froide, on la recouvre de compresses fortement imbibées d'eau blanche et maintenues par quelques tours de bande.

Le repos est indispensable. Sa durée varie suivant l'intensité du mal, et suivant les progrès d'amélioration. Toujours est-il qu'il vaut mieux laisser un homme dans le repos deux ou trois jours de trop qu'un seul jour de moins, si on ne veut être exposé à voir les accidents reparaître. — Pour hâter la guérison, on applique, vers la fin, des compresses imbibées d'*eau-de-vie cam-phrée*, et l'on exerce au moyen des bandes, une compression légère et graduée, qu'on doit continuer plusieurs jours encore après la guérison.

La négligence qu'on apporte aux premiers moments d'une entorse, est souvent cause que des accidents inflammatoires se manifestent, que le pied ou la main gonflent considérablement et que les douleurs sont très vives.

Dans ces cas, il faut appliquer un grand nombre de sangsues si l'on peut; à défaut, on fait des piqûres avec la pointe d'une lancette; une ventouse appliquée à plusieurs reprises, favorise l'écoulement du sang, et la partie est ainsi dégorgée quoique incomplètement. On la recouvre de cataplasmes émollients, souvent arrosés avec l'eau de mauve (quelques gouttes de laudanum); on les renouvelle plusieurs fois, et quand l'inflammation a cédé, quand le gonflement estbien diminué, on emploie alors l'eau-de-vie camphrée et la compression par les bandes, compression qu'on augmente à mesure que le gonflement disparaît, et qu'on maintient cinq ou six jours au moins après guérison. On doit avoir beaucoup de patience dans ces cas, car le repos étant la première condition nécessaire, il faut le temps de combattre les accidents inflammatoires, de diminuer le gonflement et de rendre à la partie assez de force pour la station et la marche. Il est certain qu'on ne pourra soumettre au même travail et à la même fatigue que les autres, celui qui vient d'avoir une entorse, au moins pendant quelque temps, jusqu'à ce que le rétablissement soit parfait, et qu'il ne se ressente plus de sa blessure.

Quand l'entorse a lieu à la main, au poignet, les hommes blessés se font mettre un mouchoir au cou et promènent sur le pont, *tenant leur bras en écharpe.* Sans-doute ils font bien quand le temps est beau, quand il n'y a pas beaucoup de roulis ou de tangage ; mais ils doivent rester tranquilles s'il fait mauvais temps, si les mouvements du navire sont augmentés par l'état de la mer, la force du vent. On conçoit en effet combien l'habitude de se retenir avec les mains, de s'en aider, peut faire oublier le mal, dans un coup de roulis par exemple (comme on en éprouve quelquefois après les gros temps surtout, ou vent-arrière, en fuyant devant le temps), et quel danger courent ceux qui ne peuvent se retenir ou qui sont obligés de se laisser tomber.

Ils sont exposés à aggraver leur mal, ou à le renouveler s'il est près de la guérison.

LUXATIONS.

On apppelle *Luxation*, le déplacement éprouvé par les os aux articulations, déplacement d'où résultent des rapports nouveaux entre les extrémités de ces os, et les parties qui les entourent.

Il sera difficile de traiter ce sujet qui demande, il faut l'avouer, des connaissances anatomiques bien précises. Le défaut de connaissances chez les marins, les diverses espèces de luxations, leurs variétés nombreuses, sont autant d'obstacles que nous essayerons de surmonter, pour donner sur les luxations et leur traitement, les explications les plus intelligibles et en même temps les plus utiles.

Les causes des luxations à bord, sont presque toujours des chutes, des coups; les contractions fortes des muscles peuvent bien aider, mais chez les marins, quoique le système musculaire soit très développé, c'est aux accidents nombreux auxquels ils sont exposés, qu'il faut attribuer presque toutes les luxations. Heureusement l'épaisseur des muscles, la force des tissus fibreux et la vigueur des matelots contribuent à augmenter la solidité des articulations, et balancent un peu les chances nombreuses de luxations.

Le sens dans lequel les os se déplacent de leurs articulations, a fait diviser les luxations, en luxations *en haut* ou *en bas*, *en avant* ou *en arrière*, *en dedans* ou *en dehors*; quelquefois le déplacement existe dans deux sens, il peut même avoir lieu dans trois; la luxation peut aussi être complète ou incomplète. Elle est *complète*, quand la tête de l'os luxé est sortie tout-à-fait de la cavité ordinaire. Elle est *incomplète*, lorsque le déplacement s'arrête au pourtour de la cavité articulaire.

A bord d'un navire, il est facile de voir un homme qui se blesse, parce que l'espace est resserré ; aussi, faut-il s'empresser toujours d'apporter les premiers soins. Dans les luxations, il est plus aisé de reconnaître le déplacement immédiatement après la chute, l'accident, que lorsque le gonflement survient, que l'inflammation se montre et se développe ensuite rapidement. Si l'on ne profite pas des premiers moments pour réduire les luxations, il faut attendre longtemps pour s'assurer de l'état des parties, reconnaître le mal qui existe ; et ce délai est toujours nuisible, soit par la douleur que ressent le malade, soit par les conséquences qu'il peut entraîner.

L'anatomie est indispensable pour bien apprécier le désordre produit par une luxation ; elle l'est encore pour distinguer les luxations, suivant la nature des articulations, la forme des os, de leurs cavités articulaires, leur disposition ; mais nous ne pouvons pas compter sur ces connaissances. Voyons comment, alors, on pourra reconnaître une luxation en général.

Il faut d'abord faire bien attention aux circonstances qui ont accompagné l'accident; comment s'est fait la chute; comment a été reçu le coup; comment a été produit l'effort; on observe l'impuissance de faire agir la partie, la sensation et la douleur éprouvées par le blessé. Puis viennent les signes physiques, tirés de l'exploration du membre, dont la longueur, la direction et la forme varient. — Du reste, comme on peut toujours à bord être près du blessé au moment de l'accident, on examine les parties où il dit avoir mal; la sensation de déchirure intérieure, de distension excessive qu'ils éprouvent, sont des signes qui mettent sur la voie de la lésion. Ensuite, pour que l'examen soit mieux fait, pour qu'on soit moins exposé à commettre une erreur, on compare la partie saine à la partie malade, et si le gonflement n'existe pas, il est facile d'apprécier la différence qui existe dans la forme, la direction, la longueur, et surtout dans l'articulation elle-même.

Cette comparaison minutieuse ne laissera pas de doute dans l'esprit, et l'absence de crépitation, la perception communiquée par les doigts, en suivant le trajet de l'os qu'on touche continuellement, la douleur et l'accusation du mal par le malade dans l'articulation (cette espèce de charnière du corps humain), assureront généralement qu'on a affaire, non pas à une fracture, mais à une luxation, c'est-à-dire, qu'il y a quelque chose de *déplacé, de défait.*

Tels sont les signes qui, bien observés, font reconnaître le mal qui existe, et le déplacement plus ou moins grand qui a eu lieu.

Il est facile de concevoir combien le gonflement peut arriver vite et se développer. Les parties qui avoisinent l'articulation où la luxation a eu lieu, éprouvent un changement brusque assez notable, pour que l'inflammation en soit la suite, et cette inflammation varie suivant les accidents, suivant le tiraillement, la déchirure des ligaments, des tendons, des muscles.

Le premier soin à donner dans les luxations, c'est de chercher à ramener les parties dans leur position naturelle, à faire rentrer l'os ou les os déplacés dans leur cavité articulaire. Si le gonflement survient au moment de l'accident, et qu'il soit difficile, impossible même de reconnaître les désordres, on doit s'empresser d'appliquer des sangsues, des cataplasmes, des lotions émollientes ; ensuite des résolutifs (eau blanche, sulfate de zinc), jusqu'à ce que les accidents inflammatoires soient assez dissipés, pour permettre un examen rigoureux. Dans tous les cas, dès qu'on peut opérer, il faut, après avoir bien reconnu la luxation, faire exercer la traction par un aide ; le membre ainsi allongé, permet alors à vos mains de ramener l'os déplacé dans sa position naturelle. La comparaison de la partie malade à la partie saine, la position de cette dernière, guident efficacement dans la réduction d'une luxation. Il suffit quelquefois de tirer fortement la partie blessée, en contenant, comme toujours, le corps immobile, pour qu'elle reprenne vite d'elle-même la position normale. C'est ce qui arrive surtout, quand le blessé est secouru immédiatement; et cette facilité doit être bien prise en considération.

Pour exercer la traction nécessaire, on se sert des mains ou d'une forte bande de toile de 4 à 6 travers de doigt de largeur, qu'on roule une ou deux fois autour du poignet, au dessus du coude, au coude-pied, etc..., suivant le lieu de la luxation. Il faut toujours avoir la précaution de bien relever la peau, afin qu'elle ne fasse pas de plis sous les mains ou sous la bande (le lacs), ce qui occasionnerait une vive douleur.

On reconnaît que la luxation est réduite,

lorsqu'on a entendu un certain bruit particulier qui annonce que la tête de l'os est rentrée dans sa cavité ; lorsque la douleur a beaucoup diminué, que la longueur, la direction, la conformation de la partie sont naturelles, et identiquement les mêmes que celles du côté sain. D'ailleurs, le malade peut exécuter quelques mouvements, ce qui ne lui était pas permis avant la réduction ; il ne faut pas pourtant, par des mouvements trop grands, s'exposer à une nouvelle luxation qui certainement serait immédiate.

La réduction opérée, on place le membre dans un état d'immobilité, qu'on fait garder pendant quelque temps, en ayant le soin toutefois, après plusieurs jours de repos, de lui faire exécuter quelques légers mouvements, pour prévenir la formation d'une ankylose (1).

(1) Diminution ou impossibilité absolue des mouvements d'une articulation.

Ce repos absolu de la partie doit être limité, du reste, suivant la gravité de la lésion, suivant les désordres qu'elle a entraînés, et enfin, suivant la constitution de l'individu, et les accidents survenus après la réduction ; chez un sujet faible, lymphatique, il faudra un peu plus de temps que chez un sujet robuste et fort.

S'il survient de l'inflammation, on la combat par les émollients d'abord, par les résolutifs ensuite, et plus tard, on frictionne avec l'eau-de-vie camphrée.

Quant à l'exercice qu'on doit permettre, il est subordonné à une foule de circonstances qu'on ne peut prévoir. Tout ce qu'on peut dire ici, c'est qu'il faut aller avec ménagement, et que la prudence doit diriger les hommes qui auront eu à souffrir d'une luxation.

Si la luxation a eu lieu à l'un des membres supérieurs, on peut laisser promener le blessé, pourvu qu'il ait le bras en écharpe, et bien maintenu dans sa position par un bandage approprié. Cependant, une grosse mer, beaucoup de vent, un roulis ou un tangage violent doivent faire retirer la permission. Le repos complet est indispensable pour les membres inférieurs.

Dans tous les cas, une fois la réduction opérée, s'il y a inflammation, on la combat par les moyens convenables, et s'il n'y en a pas, ou bien dès qu'elle est dissipée, on assujettit le membre par un bandage contentif, afin d'empêcher la luxation de se reproduire, par des mouvements, des efforts, soit volontaires ou non.

En résumé, dès qu'une luxation a lieu, il faut se hâter de la réduire, avant que l'inflammation et le gonflement arrivent. Si ces accidents se sont manifestés, on doit attendre alors leur disparition, qu'on favorise autant que possible, pour opérer la réduction ; tenter cette dernière avant ce moment, serait irrationnel et infructueux, nuisible même, par les distensions et la douleur violente qu'on déterminerait ainsi. Lorsque la luxation est réduite, qu'on s'en est bien assuré, on ne doit pas négliger d'appliquer le bandage contentif, qui maintienne le membre dans la position qu'on lui a fait reprendre, et empêche le retour de la luxation.

Disons maintenant quelques mots de certaines luxations en particulier.

LUXATION DE LA MACHOIRE INFÉRIEURE.

Celle-ci n'est pas difficile à constater, et le baillement, l'écartement des deux mâchoires sans la possibilité de les refermer, indique assez ce qui a eu lieu.

Pour réduire cette luxation, dont on a l'air de rire le plus souvent, il ne s'agit pas de donner un coup de poing sour le menton. Ce procédé brutal a pu réussir par hasard, mais il ne peut être adopté. Le moyen de réduction est du reste bien simple; on garnit les deux pouces de linges, on les applique de chaque côté sur les dernières grosses dents (les dernières molaires); avec les autres doigts, on embrasse en-dehors le mâchoire inférieure de chaque côté, et on abaisse l'os en-bas et puis en arrière; le bruit qui se fait entendre au moment où le maxillaire rentre dans son articulation, le rapprochement immédiat des deux mâchoires, et la facilité de parler, de s'exprimer clairement, assurent le résultat heureux de la réduction.

Il ne faut pas pourtant borner là les soins nécessaires dans les luxations de la mâchoire inférieure.

Il pourrait se faire que le mouvement de la mastication, un baillement ou tout autre effort musculaire renouvelât la luxation; aussi, quand on l'a réduite, il faut placer une bande sous forme de mentonnière double, et la disposer de manière que, sans exercer une pression trop forte, elle limite les mouvemens.

Il faut avoir aussi la précaution de ne rien donner à manger de solide, car les efforts de mastication pourraient renouveler la luxation. On fait prendre du lait, si on se trouve sur une rade; du bouillon, de la julienne; en un mot, tous les aliments liquides qui passeront facilement. D'ailleurs, vingt-quatre heures suffisent chez les marins, hommes d'une énergie musculaire fortement développée.

LUXATION DU BRAS.
(A l'articulation de l'Epaule.)

Cette luxation peut être fréquente à bord, vu les causes nombreuses capables de la produire, causes inhérentes à la profession de marin et aux exercices nécessités par les manœuvres, le chargement ou le déchargement.

Les connaissances anatomiques seraient ici bien nécessaires; pourtant les hommes à qui nous nous adressons n'en ont aucune, et nous généraliserons autant que possible, si nous voulons nous faire bien comprendre.

La luxation en bas est la plus commune; le toucher, la comparaison du côté sain et de la partie blessée, joints aux symptômes généraux que nous avons indiqués plus haut, la feront reconnaître facilement. On sentira même en touchant avec attention (le plus légèrement pourtant, pour ne pas augmenter la douleur) l'enfoncement, la cavité dans laquelle la tête de l'os déplacé doit rentrer.

Pour la réduction, il faut, comme dans toutes les luxations, opérer l'extension et la contre-extension. On peut pratiquer la première, soit avec les mains d'un aide vigoureux (on n'en manque pas à bord), soit au moyen d'un lacs, longue et large bande placée au dessus du coude ou au poignet. Pour la contre-extension, on place une pelote de linge un peu épaisse sous le creux de l'aisselle, et sur cette pelote poser un nouveau lacs dont les extrémites vont se croiser sur l'épaule saine. L'aide ou les aides à qui on confie ce lien, agissent dans le sens de la contr'extension. — Mais comme l'omoplate est très mobile, suspendu entre des muscles, et que par les efforts de la puissance extensive, il pourrait survenir des inconvénients parfois assez graves, il convient de maintenir cet os dans un état d'immobilité presque complète. A cet effet, on plie une serviette selon sa longueur, on applique la partie moyenne sur le bord supérieur externe de l'épaule (apophyse acromion), on ramène les deux bouts en bas, se croisant entr'eux, et dirigés l'un devant, l'autre derrière, vers le côté opposé de la poitrine. L'aide qui tient ces deux bouts, ne doit faire de la force que lorsqu'il sent l'omoplate céder à l'extension. Il est prudent de confier à un autre aide le soin de maintenir avec la paume de la main, la partie de la serviette appliquée sur l'épaule, afin de l'empêcher de glisser.

Toutes ces précautions prises et les aides étant bien disposés, on fait opérer l'extension, et quand le bras a été sssez allongé, quand on a jugé que la tête de l'os doit être dégagée, il faut avec les deux mains ramener la tete de l'humérus (1) dans sa cavité normale, où elle rentre facilement, et qu'on a pu bien reconnaître antérieurement par le toucher. On peut également placer le poing, le genou dans l'aisselle, et agir avec l'autre main, pour faciliter et hâter la réduction. L'opérateur doit aussi, quand il a ramené le membre parallèlement à l'axe du corps, appuyer la partie antérieure de son corps contre la face externe du coude, et avec ses deux mains, ramener la tête de l'os en dehors, jusqu'à ce qu'elle soit rentrée dans *la cavité glénoïde de l'omoplate*. L'intelligence des aides, leur attention, et l'unité des efforts contribuent beaucoup à rendre la réduction plus simple et plus facile.

(1) Os du bras.

Pour obtenir une contre-extension permanente et régulière, il est bon de fixer
les bouts du lacs contre-extenseur à un an-
neau, boucle ou piton fixés eux-mêmes à
la muraille du navire. (A bord, il y a bien
des endroits où les besoins du service ont
fait placer de ces boucles et pitons, qui
peuvent être utiles dans la réduction des
luxations.)

Outre les manières de réduire une luxation du bras, dont nous avons parlé, il y
en a plusieurs autres, qui ont réussi dans
les mains de divers chirurgiens habiles, et
qu'on a adopté suivant les circonstances.
Toutes ont pour but de déplacer la tête de
l'os luxé, de la position anormale où elle
s'est engagée, pour la ramener ensuite dans
sa cavité naturelle. Nous ne nous dissimu-
lons pas les difficultés que présente une réduction pareille pour un homme étranger
à l'art de guérir, nous savons qu'il lui faudra plus de temps plus de manœuvres, mais

il vaut encore mieux augmenter la douleur et amener quelques désordres qu'on peut combattre de suite après, que d'abandonner une luxation à elle-même. Les accidents consécutifs sont alors trop redoutables.

Quand la luxation du bras est réduite, il faut maintenir le membre contre le corps au moyen d'une longue bande qui les embrasse tous deux ; le coudé, fortement rapproché du tronc, la luxation ne se reproduira pas.

Il faut peut-être moins de temps pour l'opération pratique qu'il n'en faut pour la décrire, quoique nous ne l'ayons pas fait avec tous les détails et tous les développemens qu'aurait exigés une pareille question. Nous croyons cependant qu'il serait avantageux de s'exercer quelquefois avant, on serait plus sûr de la réussite.

Il est des cas dans lesquels il faut saigner largement un homme , et le réduire presque à l'état de syncope pour pouvoir opérer facilement la réduction; si on avait affaire à des hommes doués d'une grande sensibilité, on devrait leur donner quelques antispasmodiques avant l'opération. Du reste, comme nous l'avons déja dit, on est si près du blessé qu'on peut le secourir immédiatement, et dès lors l'opération est plus simple, moins douloureuse et plus facile, et l'on n'a pas à craindre ces accidents consécutifs que l'éloignement de prompts secours fait souvent développer à terre.

On recouvre l'épaule de linges trempés dans l'eau froide, l'eau blanche; les cataplasmes émollients peuvent aussi être utiles.

Les premiers jours, diète d'abord, peu d'aliments, ensuite repos absolu; et plus tard quelques frictions avec l'eau de vie camphrée. — S'il y avait une plaie, on la panserait comme nous l'avons indiqué déjà. Nous répéterons toujours en terminant :

Point de retard dans les secours, et la tâche de l'opérateur, comme les souffrances du blessé, sont diminuées de moitié.

Les circonstances dans lesquelles on se trouve imposent quelquefois des modifications, que le jugement des chefs saura appliquer et qu'il n'est pas nécessaire de développer ici.

LUXATION DE L'AVAT-BRAS.

L'avant-bras étant composé de deux os, ces deux os peuvent être luxés à leur articulation avec le bras, soit ensemble, soit l'un d'eux seulement. Cette luxation a lieu le plus souvent en arrière; elle n'est pas du reste difficile à réduire. On place un lacs au dessus du poignet; un aide opère ainsi l'extention, un autre embrasse la poitrine pour l'assujettir, et l'opérateur aide lui-même en pressant sur la tête des os déplacés. Lorsque le membre est suffisamment allongé, on fléchit l'avant-bras, et les os rentrent facilement dans leurs cavités. On maintient le bras dans le repos, par une bande en huit (8) de chiffre autour de l'articulation et l'avant-bras soutenu par une écharpe.

Si la luxation des os ou d'un seul os a lieu en avant, elle se réduit par des procédés analogues et demande les mêmes soins après. Du reste il en est de même ici que pour les luxations en général, et pour la luxation du bras dont nous avons parlé.

LUXATION DU POIGNET.

Cette luxation peut être fréquente, car dans une chute, le premier mouvement instinctif est de placer les mains en avant, et c'est souvent sur elles qu'a lieu tout l'effort.

Les efforts violents que l'on fait pour soulever ou pousser quelque chose avec les mains occasionnent aussi la luxation radio-carpienne. Pour la réduire, on fait tirer sur le bras et sur la main, en maintenant l'avant-bras dans une demi-flexion, on presse sur la saillie formée par les os déplacés soit en avant soit en arrière, suivant la luxation. Le repos absolu, un bandage qui maintienne bien l'articulation, et une écharpe pour supporter l'avant-bras, tels sont les soins consécutifs, s'il n'y a pas inflammation. Dans le cas contraire, on ajoute à ces moyens, l'application de ceux dont nous avons déjà parlé.

Les os du *carpe* (1) peuvent se luxer, et leur réduction présente quelques difficultés, mais elles seront moindres en opérant de suite, et s'assurant bien d'avance de la disposition naturelle de ces os, par l'examen rigoureux de la partie non malade, et la comparaison entre les deux.

LUXATION DU FÉMUR
(De la Cuisse sur le Bassin).

Les luxations de la cuisse très importantes à étudier, demandent beaucoup de dé-

(1) Partie comprise entre l'avant-bras et la main composée de huit petits os sur deux rangées.

tails et des connaissances anatomiques. Elles sont graves parce qu'elles sont presque
toujours compliquées de contusions, de
plaies ou autres accidents.

Leur réduction est généralement très
difficile, et nous ne pouvons que rappeler
ce que nous avons dit pour les luxations
en général; l'extension doit être faite d'a-
bord dans le sens où la luxation a eu lieu,
et le membre ramené ensuite peu à peu
dans sa position naturelle. *C'est dans ce
cas* surtout qu'il faut souvent affaiblir le
blessé pour rendre l'opération moins difficile. La *syncope soit naturelle*, soit résultant d'une saignée, est par fois fort utile.

LUXATION DU GENOU.

Elle est rare, et lorsqu'elle a lieu elle est
tellement grave par elle-même ou par les
accidents qui en sont la suite, que l'amputa-
tion est souvent nécessaire. On a obtenu
quelquefois seulement un résultat heu-

reux par la réduction, et l'immobilité du membre placé dans un appareil à fracture, dont nous parlerons bientôt. Si l'occasion se présente, il faut agir de même, en combattant immédiatement et avec énergie les accidents qui peuvent survenir.

LUXATION DE LA ROTULE.

La rotule, cet os placé au-devant du genou (entre la cuisse et la jambe), peut se luxer en dehors ou en dedans.

La réduction est assez facile. On couche le malade, on lui fléchit la cuisse, en l'élevant, vers le bassin; la jambe est tendue sur la cuisse, et avec les mains on ramène la rotule à sa position normale.

LUXATION DU PIED.

Les plus fréquentes ont lieu en dedans ou en dehors; en dedans surtout. Elles sont graves en général à cause des accidents qui les accompagnent.

Pour les réduire, on fléchit la jambe sur la cuisse et pendant qu'on la maintient dans cet état de flexion, on fait tirer sur le coude-pied et le talon pour faire revenir le pied dans sa position naturelle.

Quand il y a *plaie*, on la panse comme nous l'avons dit à ce chapitre, et on combat les accidents qui se présentent, par les moyens déjà indiqués. Il est nécessaire de placer le pied dans un appareil à fracture, car ici l'immobilité est essentielle, et sans elle la luxation se reproduirait facilement.

Les divers os du pied sont susceptibles de se luxer; nous conseillerons toujours la comparaison, ici comme pour toutes les luxations, entre la partie blessée et la partie saine, et l'œil et le toucher guideront plus sûrement.

FRACTURES.

Les Fractures, comme les luxations, peuvent être fréquentes à bord; le grand nombre de causes déterminantes qui s'y rencontrent, les chutes, soit sur le pont, soit du gréement ou de la mâture; celles des objets qui, par leur masse, leur pesanteur, ou la rapidité de mouvement, ont une grande force, occasionnent souvent les lésions dont nous parlons.

Les fractures des membres sont les plus communes. Quelquefois on observe celles des côtes. Celles du crâne, des vertèbres, sont souvent mortelles. La gravité de ces lésions varie suivant les accidents qui les accompagnent, suivant le lieu où elles existent, suivant le corps qui les a produites, suivant leur direction, etc....

On conçoit en effet, qu'une fracture simple et nette soit plus facile à réduire et à guérir qu'une fracture acompagnée de fortes contusions, de plaies, de déchirures, de lésion des vaisseaux artériels, des nerfs; mais de toutes les complications, le scorbut est la plus fâcheuse. — Toujours est-il que les fractures sont graves à bord, par la difficulté de procurer au blessé un repos absolu, condition esentiellement nécessaire à la guérison.

Il n'est pas difficile de reconnaître une fracture, et quand même quelques-uns des signes généraux manqueraient, il serait presque impossible de commettre une erreur; du reste, si le séjour à bord à la mer, est une condition peu favorable, elle est en partie rachetée par le rapprochement du blessé, et la célérité des secours qu'on peut administrer sur les lieux, au moment même de l'accident.

Les caractères physiques des fractures, sont: 1° *la douleur*, 2° *l'impuissance des mouvements volontaires* par les muscles de la partie. La douleur qui n'est pas toujours un signe certain chez les malades à terre, peut avoir ici plus de poids, car les hommes de mer, sont généralement durs, et ne se plaignent que lorsque leurs souffrances sont fort vives. D'ailleurs, elle indique le lieu où il faut porter ses investigations, et elle conduit, pour ainsi dire, la main qui cherche à trouver le siége du mal.

L'impuissance de mouvoir la partie, est un signe dans lequel on doit avoir assez de confiance, car la douleur ne suffirait pas chez les marins, pour la déterminer; ce serait du moins bien rarement.

3° *La déformation de la partie*; c'est-à-dire, le changement dans la longueur, la direction, la forme; 4° enfin, *la crépitation*; ce dernier signe est plus ou moins sensible, suivant que la fracture est simple ou comminutive (c'est-à-dire qu'il y a un ou plusieurs fragments), que ces fragments restent à leur place, ou qu'ils subissent un déplacement plus ou moins grand. On peut donc s'assurer de leur mobilité, par le toucher seul, ou en faisant jouer les fragments les uns sur les autres. Cette manœuvre augmente la douleur, et il ne faut la pratiquer que si l'esprit conservait des doutes sur la nature de la lésion. En tenant compte des circonstances qui ont accompagné la chute, en examinant le lieu et l'objet sur lequel elle s'est faite, eu ayant égard à la masse et à la rapidité du corps vulnérant, on ajoute des indices à ceux que fournit le toucher et l'inspection de la partie blessée. D'ailleurs, la comparaison du membre ou de la partie saine avec l'autre confirme la certitude qu'on peut acquérir, à moins qu'il n'existât une difformité quelconque antérieure.

Quand on a bien reconnu une fracture, *quand on est certain qu'un os ou des os sont cassés*, il faut la réduire le plus promptement possible, avant que l'inflammation arrive, et que le gonflement survienne ; on ne doit pas cependant négliger les accidents qui l'accompagnent, et souvent alors il faut combattre ceux-ci, avant de s'occuper de la fracture elle-même. Nous reviendrons bientôt sur ces accidens, et sur les soins qu'ils réclament. 20.

Pour opérer la réduction d'une Fracture, il faut : *l'extension*, afin d'allonger la partie, et de lui rendre sa longueur primitive ; *la contre-extension*, pour empêcher le haut de partie, le reste du corps, de suivre le mouvement imprimé par l'extension, et pour se réserver ainsi un point d'appui ; enfin la *coaptation*, c'est-à-dire, le rapprochement du fragment ou des fragments, et leur retour dans la position normale. Pour compléter ces manœuvres, il faut ensuite maintenir les parties et les fragments, et c'est là ce qui demande beaucoup de précaution, de soins minutieux, et de jugement. — On ne peut du reste donner certains principes comme invariables, car les circonstances, la position où l'on se trouve, déterminent des modifications que le raisonnement et l'expérience doivent suggérer.

Lorsque l'extension a ramené le membre à sa longueur naturelle, on rapproche les fragments, en observant si la partie reprend sa forme primitive. Une fois la coaptation opérée, il reste à appliquer l'appareil nécessaire pour maintenir le tout dans la position normale, et empêcher que les fragments se déplacent de nouveau. Leur contiguïté constante est indispensable pour la réunion (la formation du cal). Mais c'est précisément ici une grande difficulté que l'application d'un appareil convenable. A terre chez les malades, dans les hopitaux, on peut se procurer tout ce qu'on veut; on est libre de placer le malade comme l'exige son état, et l'immobilité est facile à obtenir. A la mer au contraire, il faut se conformer aux exigences du navire, et suppléer à bien des choses nécessaires, en profitant des ressources qu'on trouve dans tout ce qui vous entoure.

Bien des chirurgiens ont imaginé tour-à-tour des appareils, bandages contentifs, que chacun a modifiés suivant les circonstances dans lesquelles il s'est trouvé, mais nous ne pouvons entrer dans tous les détails qu'exigeraient leur description, leurs avantages et leurs inconvénients, et les modifications qu'on doit leur faire subir. Nous devons nous borner a démontrer celui qu'il faut généralement choisir pour sa simplicité, en son application facile, et son opportunité à bord d'un navire souvent encombré, et où l'espace est d'un grand prix.

Les bâtimens de l'état ont un poste pour les malades ; car là point de marchandises, un ordre, une symétrie parfaite, et de la place pour tous les blessés ; mais à bord d'une goëlette, d'un brick, ou d'un trois-mâts même du commerce, on embarque le plus de marchandises possible, et souvent, à peine s'il reste libre, le logement de l'équipage et celui des officiers. — Certains navires ont des cabanes pour le coucher des matelots ; d'autres ont un poste plus ou moins régulier, où les hommes suspendent leurs hamacs. — Dans tous, ce logement situé à l'avant, est exposé aux coups

de tangage, aux secousses fortes qu'im-
prime au navire le bris de la lame contre
l'etrave et les joues; et de plus, il reçoit
souvent l'eau que les coups de mer ou la
violence du tangage jettent sur le pont;
dans cette partie ce logement présente donc
des conditions défavorables pour les malades, surtout pour les blessés auxquels le
repos absolu est nécessaire. L'entrepont,
quand il y en a un, est occupé par des
denrées, des marchandises de toute espèce,
le logement de l'arrière est à peine suffisant
pour les officiers. Il est, comme on le voit,
bien difficile de trouver à bord de certains
bâtiments du commerce une place convenable pour un homme souffrant d'une fracture. Cependant il faut que le capitaine et
les officiers se gênent un peu, et disposent
dans une de leurs chambres, ou dans le
carré même, le lit sur lequel reposera le
blessé. Quand il y a un roufle, on a quelque commodité de plus; une dunette est

une chose précieuse, mais on n'en trouve guère qu'à bord des grands navires disposés pour des passagers, ou fesant de longs voyages. Cette disposition de l'arrière offre une grande ressource et l'on devrait même réserver un endroit pour ceux des hommes de l'équipage, ou pour les passagers, dont les maladies et les blessures exigeraient une place séparée.

Le lit, sur lequel le blessé doit attendre la guérison de sa fracture, mérite de fixer l'attention; et nous pouvons affirmer que jusqu'à présent, on n'y a jamais songé à bord des bâtimens marchands. Cet oubli s'étend peut-être même aux navires de l'état. — Le hamac et la couchette sont aussi incommodes l'un que l'autre; le cadre ordinaire, préférable aux autres lits pour la plupart des maladies, présente ici des inconvénients inhérents à sa forme, à sa composition. Il faut, si l'on veut agir humainement envers les équipages, embarquer pour les cas de fracture, (accidents qui peuvent être fréquents, et qui sont toujours mal soignés), le lit dont nous allons parler, et que M. le decteur Forget a imaginé et si bien décrit. D'ailleurs, il peut servir utilement dans les luxations, et les capitaines ou leurs officiers y trouveront eux-mêmes un avantage immense, si malheureusement ils étaient blessés, et l'on sait ce que devient un navire, ou une entreprise commerciale dont le chef manque, ou ne peut vaquer à ses affaires!

Voici comment doit-être ce lit.

C'est une espèce de caisse en planches dont toutes les pièces s'articulent par des charnières. La forme est celle d'un cadre; les planches de côté, longues de 6 pieds, larges de 18 pouces; celle de la tête un peu plus élevée, emboîtant entre les deux planches latérales et maintenue au moyen de deux crochets fixés à l'extrémité de ces planches. Le côté des pieds, est ouvert, et présente une tringle en fer à crochets, s'engageant dans deux pitons fixés aux planches latérales.

Nous croyons qu'au lieu d'une simple tringle, *il vaut mieux avoir aux pieds une planche articulée comme les autres, mais dont la largeur ne dépasse pas la hauteur des matelas qu'on met dans le cadre, afin d'opposer de la résistance à ce matelas et d'empêcher le moindre mouvement, que les secousses du navire pourraient lui imprimer. Entre cette planche et le niveau des deux latérales, on poserait deux tringles en fer, qui seraient on ne peut plus utiles pour l'extension permanente, et pour servir de point d'appui au besoin.*

Vers le milieu, au point correspondant à la ceinture et au bassin du malade, ces planches sont percées de plusieurs mortaises, donnant passage à des courroies dont nous verrons bientôt l'usage.

Dans cette caïsse on place un matelas en

crin, ou en bourre si on ne veut pas faire la dépense du premier, les draps, le traversin. Le lit est supporté par deux araignées; une à la tête, l'autre aux pieds, réunies à une cosse qui est garnie d'un raban qu'on passe dans un crochet à roulis.

Cet appareil, qui, au premier abord, semble être bien compliqué, est cependant fort simple, peu dispendieux et très portatif.

On peut le replier aisément, et avec quatre planches un charpentier quelconque peut le construire, même à bord.—Ses avantages ne peuvent-être un instant contestés.—Il est en effet bien plus commode de placer immédiatement le blessé sur ce lit, en baissant toutes les planches, car alors la manœuvre pour la réduction de la fracture est simple, dégagée de la plupart des obtacles qui la gènent ordinairement, et une fois l'opération terminée, le patient n'a pas besoin d'être changé de place, ce qui évite la douleur, et le déplacement des fragments ; il suffit de relever les planches abaissées, le lit est construit.

En outre, quand il fait beau, on peut faire porter le blessé dans ce cadre, sur le pont, où il respire un air plus pur, où le soleil, la vue du bâtiment, de ses camarades, lui procurent une distraction salutaire, tout en ranimant son courage.

L'avantage seul de pouvoir y placer un homme dès que l'accident est arrivé, la facilité de la réduction, et l'immobilité qu'on lui procure de suite, ne doivent pas laisser un instant d'hésitation.

Après nous êtres occupé du lit, un des objets les plus nécessaires dans le traitement des fractures, nous allons parler de l'appareil qu'on doit appliquer. Il ne nous est pas possible d'entrer dans des détails sur chaque mode de pansement, sur chaque bandage appliqué dans la pratique civile, dans les hôpitaux. Les conditions sont si différentes de celles que présente la navigation! Et d'ailleurs avec la meilleure volonté du monde, on ne pourrait à bord faire l'application de ces divers systèmes. Nous devons nous borner à décrire aussi clairement que possible ceux qui doivent être préférés, et à démontrer leur application

Le bandage, dit de Scultet, et l'appareil inamovible de M. Larrey, sont les deux préférables à bord et dont l'application, tout en étant la plus facile est aussi la plus avantageuse.

Le bandage de Scultet consiste en une série de bandelettes imbriquées de bas en haut, de manière que chacune d'elles recouvre celle qui la suit dans le tiers de son étendue. Leur largeur doit-être de 4 travers de doigt environ, et leur longueur telle qu'elles puissent faire le tour du membre une fois et demi. Ces bandes dont le nombre varie suivant la longueur du membre fracturé, reposent sur un *drap fanon*, et sur elle sont appliquées trois compresses longuettes.

Quand la réduction d'une fracture est opérée, on fait maintenir les parties dans la position normale qu'on leur a rendue; pendant ce temps on glisse sous le membre le *drap fanon* supportant les bandelettes et les compresses, et on y fait reposer le membre, sans secousses et sans abandonner les parties à elles-mêmes. On applique les trois compresses longuettes avec soin, de manière qu'elles ne fassent pas de plis, et on roule chaque bandelette autour du membre, de telle sorte que l'un des bouts étant tendu, l'autre opposé vienne le recouvrir, et ainsi de suite jusqu'à ce que toutes les bandes soient appliquées soigneusement. On place alors une attelle de chaque coté et on la roule dans le drap placé en dessous (drap fanon) jusqu'à ce qu'elles viennent s'appuyer sur les côtés du membre , contre des sachets d'étoupe de la longueur de la partie.

Avec cette substance, on remplit les vides, pour que rien ne blesse, et n'écorche l'épiderme; on en place également sur la partie laissée libre, la partie supérieure. On recouvre celle-ci d'une compresse pliée en plusieurs doubles, ou d'une attelle mince, et on maintient le tout par des rubans de fil fesant le tour de l'appareil entier, et placés à petites distances, qu'on noue à rosettes en commençant toujours par celui du milieu.

Quand on a ainsi tout disposé, on profite de la grande quantité d'étoupes qu'on a à bord, ou qu'on peut faire faire par les novices avec du vieux filin, pour en garnir toute la place libre autour du membre. On rembourre ainsi de manière à empêcher la partie malade de bouger et de reçevoir aucune secousse. L'étoupe peut toujours servir pour l'usage du navire, et on peut enfermer le membre fracturé dans une boîte molle et souple qui, sans le blesser, ajoute à la consolidation de l'appareil et à son inamovibilité.

Le bandage que nous venons de décrire offre de grands avantages à bord des bâtiments du commerce, car on peut changer les bandelettes sans toucher au membre; on peut panser les plaies s'il y en a, et visiter le tout sans rien déranger.

Pour changer une ou plusieurs bandelettes, il suffit d'en coudre une propre à l'un des bouts de celle qu'on doit remplacer, et de tirer doucement le bout opposé de celle-ci, pour faire prendre à celle qui la remplacera, la position qu'occupait la première.

Ce bandage qui convient de préférence au membre inférieur, peut s'appliquer aussi aux membres supérieurs en le modifiant de manière que l'individu puisse porter son bras en écharpe au bout de quelques jours, si la fracture n'est pas comminutive et compliquée d'accidents graves.

L'appareil inamovible de M. Larrey, est sans contredit une bien précieuse ressource à bord dans les cas de fractures, il permet de le laisser en place jusqu'à guérison, à moins d'accidents graves; ce qui arrive pourtant rarement. Voici du reste en quoi consiste cet appareil et comment on l'applique.

On fait écumer cinq ou six blancs d'œuf dans une cuvette, et on y ajoute quelques onces de vinaigre distillé, en remuant toujours le mélange. On trempe d'abord les compresses longuettes qu'on applique sur le membre nu. Ensuite on place les bandelettes comme nous l'avons vu précédemment, et on les arrose du mélange ci-dessus. Au lieu d'attelles, on se sert de fanons de paille.

Cela fait, on laisse le membre dans l'extension continue jusqu'à ce que l'appareil soit solidifié, et ait formé autour de la partie, une cuirasse qui garantit de tout choc extérieur, de tout mouvement, et concourt puissamment à la consolidation.

Au lieu des blancs d'œuf qu'on n'aurait pas souvent à bord, il est plus commode de se servir, comme M. Seutin, d'une solution d'amidon. On prépare l'empois comme pour le linge; la solution est seulement un peu plus chargée d'amidon; on trempe les compresses longuettes qu'on applique à nu, on arrose les bandelettes après les avoir placées, et on remplace les attelles en bois et les sachets de paille, par des attelles en carton, maintenues par une bande roulée, et qui s'imbibent facilement de la solution amidonnée. Quand l'appareil est ainsi placé, on l'arrose de nouveau, et on le laisse sécher comme le précédent. — S'il arrivait quelque accident qui exigeât l'enlèvement de l'appareil, on le couperait avec des ciseaux en fendant d'un bout à l'autre, et l'on réappliquerait ensuite ces *deux moitiés de coquilles*, qu'on pourrait réunir, par une bande aussi amidonnée.

Quand il s'agit du membre supérieur, on peut remplacer les bandelettes séparées par une bande roulée autour des compresses longuettes, et embrassant, après un certain nombre de tours, les attelles en carton. La solution amidonnée est employée ici comme nous venons de le dire. On peut se servir aussi *du plâtre*, que l'on coule autour du membre fracturé, après avoir, au moyen de quelques planches, formé une espèce de boîte; le plâtre se solidifie, et forme un moule qui ne permet pas le déplacement des fragmens. Avant de le couler, il faut raser la partie, et l'oindre d'. uile. On en fait autant pour l'appareil amidonné.

L'extension continue est un moyen bien facile à employer, mais qui sert encore mieux quand on le combine avec l'appareil que nous venons de décrire.

On fait avec de l'étoupe ou du coton et de la toile, un collier qui embrasse le bas de la jambe au dessus des malléoles (de la cheville) et qui soit juste, pour ne pas glisser. On coud solidement de chaque coté de ce collier un ruban de fil bien fort et un peu large, et quand la réduction est opérée, et les parties ramenées à leur position normale, on fait l'extension, par les lacs qu'on fixe ensuite à la tringle inférieure placée au pied du lit. Chaque jour on allonge un peu le membre, et au moyen d'étoupe et de coussinets on l'emboîte de manière à soulager le malade, et à favoriser la coaptation.—Pour opérer la contre-extension nécessaire on place au coté externe du membre blessé, une atelle en bois garnie de coussinets de distance en distance, et fixée au tronc par une ceinture rembourrée. Au coté interne est une autre atelle moins longue, s'adaptant par une échancrure à l'aîne, et joignant l'autre attelle par des lacs de fil un peu forts. On fixe l'attelle externe et longue par une courroie à boucle, à l'une des planches latérales du lit. Tous les vides sont remplis par l'étoupe dont on peut disposer avec profusion.

Comme on le voit par ce qui précède, le lit est une des premières pièces nécessaires. Les bandages et appareils dont nous avons parlé sont ensuite appliqués, et avec d'autant plus de facilité que la disposition du lit le favorise. Afin que le malade puisse se soulever lui-même, on fixe au pont ou au plancher de la chambre une corde traversée à son extrémité pendante par un morceau de bois arrondi, à la portée de la main du malade.

Toutes les fois qu'un appareil est trop lâche ou trop serré, il faut le serrer ou le lâcher avec prudence et ménagement, pour ne pas imprimer la moindre secousse au membre blessé.

Le repos absolu et la tranquillité morale ne sauraient être trop recommandés.

Si l'individu est fort, vigoureux, on doit pratiquer une saignée générale; c'est le moyen de prévenir la fièvre qui pourrait se manifester. Pendant les premiers jours, il faut tenir le blessé presqu'à la diète, et le faire suivre toujours un régime modéré. Des boissons rafraîchissantes sont utiles.— On tâche de l'égayer autant que possible, et quand il fait beau, que le navire a pris une allure exempte de secousses ou de roulis, on fait porter le cadre sur le pont, (ce qui est bien facile quand il existe une dunette) où l'air frais, la vue de la mer, et l'entourage des marins ses camarades produisent une impression des plus salutaires.— Au bout de quarante à cinquante jours, pour une fracture du bras on lève les attelles, en conservant le bandage roulé jusqu'au 60me jour environ. Il faut quelques jours de moins pour les fractures de l'avant-bras ; enfin celles de la cuisse et de la jambe ne permettent pas d'enlever les attelles *avant le cinquantième à soixantième jour.*

Il faut toujours agir avec les plus grands ménagements, et faire maintenir pendant cette opération l'extension continue. — C'est ensuite à la prudence des chefs à voir quand ils doivent permettre au blessé d'essayer son membre, aidé d'abord par deux hommes, et surtout, d'avoir égard à l'allure du navire, au temps et à la mer.

Accidents. Les fractures, avons nous dit, peuvent être compliquées de plaies, de luxations. Il faut d'abord réduire celles-ci, avant de s'occuper de la fracture.

Quand il y a plaie, on doit la panser avant d'appliquer le bandage et l'appareil, mais la fracture doit être réduite d'abord. Si la plaie suppurait, on n'aurait qu'à changer de temps en temps les bandelettes, comme nous l'avons dit plus haut, mais toujours sans déranger le membre. — S'il y a hémorrhagie, on doit se conduire comme nous l'avons indiqué au chapitre x.

Pendant que le blessé garde le lit, il peut lui survenir des escarres *au derrière*, au talon etc... La position toujours la même, nécessitée par le repos absolu en est la principale cause. Il faut soulever quelquefois le malade pour que l'air se renouvelle entre lui et le lit, sous ses jambes et son talon, et de temps en temps glisser sous lui du linge propre et frais; dans les pays chauds surtout, il faut renouveler l'air, soutenir la vitalité des tissus, par quelques cordiaux donnés de temps en temps, et employer tout ce qui sera au pouvoir des chefs pour empêcher l'abattement moral, car le scorbut serait vite là pour tout détruire, et pour amener les accidents les plus fâcheux.

Quand il y a de fortes douleurs à la partie fracturée, on l'arrose avec de l'eau froide; on la frictionne très doucement avec un peu de pommade de belladonne; si les liens sont trop serrés, on les lâche un peu, pour le moment, et plus tard on les resserre de nouveau.

Quant à l'inflammation qui survient souvent après la réduction d'une fracture, la célerité des secours en diminue les chances, et une ou deux saignées après la réduction achèvent de la détruire. Par surcroît de précaution on pourrait tenir constamment pendant les premier jours, sur la partie fracturée, des compresses trempées d'eau froide.

Si malgré cela elle se présentait, il faudrait desserrer les liens, jusqu'à ce que les cataplasmes ou les autres moyens en usage l'aient fait cesser.

Quoique l'on fasse pour soulager un bles_sé dans tous les cas de fractures, il faut toujours en agissant, veiller à ne pas déranger l'appareil, à ne pas imprimer la moindre secousse au membre, et à lui laisser au contraire toute l'immobilité possible.

Quand on a enlevé l'appareil d'une fracture, il convient pour prévenir les douleurs et faciliter les premiers essais du membre, d'appliquer une bande en spirale, modérément serrée. Point d'efforts imprudents; un usage très modéré de la partie, enfin, quelques jours plus tard que trop tôt, telles sont les recommandations qu'on ne doit pas oublier.

Nous n'entrerons dans aucun détail, sur les fractures en particulier.— -Celles des bras et des jambes sont le plus fréquentes, et il est rare qu'on en ait d'autres à soigner. Les fractures des cotes exigent le repos au lit, et aucun effort quelque léger qu'il soit ne doit être fait.

Si malheureusement, on ne pouvait venir à bout dans certain cas de fracture, de conserver intact, un membre toujours nécessaire, on aurait du moins la consolation d'avoir tenté tout ce qu'on pouvait, et d'avoir évité des accidents qui alors, compromettent toujours l'existence des blessés.

DES PETITES OPÉRATIONS ET PANSEMENTS.

Nous avons parlé dans le courant de cet ouvrage, de quelques petites opérations qu'on peut pratiquer à bord et dont la nécessité se fait si souvent sentir, qu'on ne saurait trop chercher à les rendre familières.

1° *Les sangsues :* Avant de les appliquer, il faut raser la partie, si elle est couverte de poils; on lave dans tous les cas le lieu où on doit les appliquer avec de l'eau chaude; si l'on craint que l'épaisseur de la peau les empêche de prendre, on frictionne pendant quelques minutes, afin d'irriter légèrement la partie et de rendre la morsure de la sangsue plus facile et plus prompte. Quand elles se détachent, on les laisse rouler dans un petit baquet, où l'on a déjà placé de la cendre, elles commencent ainsi à se dégorger; et on les met ensuite dans un plat ou une petite seye (seau) remplie d'eau fraîche. De là on les transvase dans un bocal plein d'eau, qu'il faut avoir soin de renouveler souvent, pour conserver des animaux si précieux.

Dès que toutes les sangsues sont tombées, on bassine, avec un linge trempé dans l'eau chaude, les piqûres qu'elles ont faites, afin de favoriser l'écoulement du sang. — Demi-heure ou trois-quarts d'heure après, on peut cesser ces lotions, et on les remplace par des cataplasmes de farine de graine de lin, qu'on renouvelle dès qu'ils sont remplis de sang.

Il arrive quelquefois qu'on a de la peine à arrêter l'écoulement du sang par les piqûres des sangsues. On se sert de morceaux d'amadou, de poudre d'agaric, de la compression par les doigts pendant quelques moments, de l'amadou placé sur la poudre d'agaric dont on a recouvert les piqûres.

Enfin, si cela ne suffit pas, on cautérise les piqûres avec le crayon de nitrate d'argent (pierre infernale).

2° *Ventouses :* Espèce de cloche en verre plus ou moins grande qu'on applique sur la peau.

Les ventouses ont été divisées en *sèches* et *scarifiées :* On appelle *ventouse sèche*, celle qu'on applique sur une partie quelconque de la peau, où il n'y a aucune solution de continuité soit naturelle soit artificielle. Elle sert à irriter, à gonfler l'épiderme d'une partie sur laquelle on voudra appliquer des sangsues, ou vers laquelle on désire attirer le sang ou les humeurs.

Les ventouses scarifiées sont celles qu'on place immédiatement après avoir fait, avec une lancette ou tout autre instrument tranchant, des scarifications (petites incisions) plus ou moins nombreuses et rapprochées.

Pour les appliquer, on allume un peu d'étoupe ou de papier imbibé d'esprit-de-vin, qu'on place dans la petite cloche en verre renversée, l'ouverture en haut. Quand, par la combustion, on a chassé l'air qui y était contenu, on la retourne, et on la pose sur la partie scarifiée. Il ne faut pas attendre que l'esprit-de-vin soit tout consumé, ou qu'il n'y ait plus combustion, pour retourner la ventouse.

Le but de ces ventouses est de remplacer les sangsues autant que possible. Elles sont fort utiles pour dégorger une partie contuse, enflammée, etc.. Le sang qui s'échappe des scarifications est aspiré pour ainsi dire, par la ventouse qu'on déplace quand elle est pleine, et qu'on réapplique, si on n'en a pas d'autre, après avoir lavé la petite plaie, et le globe de verre lui-même.

Il existe un instrument appelé *Bdello-mètre* qui remplit toutes les conditions voulues pour l'application prompte des ventouses. C'est, comme ces dernières, une cloche ou globe de verre, au sommet duquel vient aboutir une seringue ou pompe aspirante. Sur le côté, est un petit robinet qu'on ouvre afin de vider la cloche à mesure qu'elle se remplit, au lieu de la soulever chaque fois. On remplace les coups de lancettes, les incisions répétées, par l'application sur la partie d'un certain nombre de petites lames tranchantes, réunies et fixées à une tige métallique. De cette manière, d'un seul coup on fait les scarifications, et au moyen de la pompe, on aspire, on suce le sang, sans être exposé à faire sentir au malade une chaleur parfois trop forte.

L'utilité, la simplicité de l'application doivent faire préférer cet instrument aux premières ventouses. C'est surtout pour des hommes étrangers à la médecine, placés à bord dans des circonstances qui réclament souvent ce moyen, vu le manque ou l'insuffisance des sangsues, que ses avantages sont incontestables.

3° *Vésisatoire.* On malaxe entre les doigts

(on pétrit) la pâte qu'on emporte toute prête pour cet usage; quand on l'a étendue convenablement sur un morceau de peau ou de linge de grandeur variée, suivant le lieu où on doit l'appliquer, on saupoudre l'emplâtre de poudre de *cantharides*, et on le place immédiatement. — Afin de pouvoir se passer de bandes et de compresses jusqu'au premier pansement, on doit avoir le soin de poser un cercle étroit de diachilon autour de la peau ou du linge, et c'est dans ce cercle qu'on étend la pâte épispastique. Huit, dix, douze heures au plus doivent suffire pour qu'un vésicatoire produise son effet.

Quand on veut appliquer une vésicatoire iodé, on prépare la pâte comme ci-dessus, mais au lieu de saupoudrer de *cantharides*, on verse plusieurs gouttes de teinture d'iode, et si l'on veut une action vésicante très prompte et très active, on se sert de l'iode en poudre, qu'on met en moindre quantité.

Quant au pansement du vésicatoire, on le fait avec du papier fou, ou du linge fin enduit préalablement de pommade au garou ou de toute autre pommade qui entretienne la suppuration. Lo_squ'on veut le sécher, on panse avec du cérat.

4° *La Saignée* est une des opérations que l'on a à pratiquer le plus souvent et que chacun pour ainsi dire devrait savoir. — C'est ordinairement au bras et au pied que l'on saigne. Quelquefois on ouvre la veine jugulaire (*une des veines du cou*) et l'artère temporale (*artère qui se trouve du côté de la tempe et un peu sur le côté antérieur de la tête, au-dessus et en avant de l'oreille.*) Cependant ces deux saignées offrant plus de difficultés et pouvant faire craindre plus d'accidents dans des mains inhabiles, nous n'en parlerons pas. Nous ne nous occuperons que des deux premières.

Les veines que l'on saigne au pli du bras

sont au nombre de cinq : nous ne pouvons ici indiquer leur trajet anatomiquement. Il n'est pas difficile, du reste, de les voir et de les suivre sur l'avant-bras, le poignet et le dos de la main. Ce serait moins facile sans doute si l'on avait à faire à des personnes d'un embonpoint extrême, mais chez les marins, le système musculaire est très prononcé, et les veines sont fort apparentes. Nous donnons à une des planches qui se trouvent à la fin de l'ouvrage, le dessin du pli du bras avec indication des veines qu'on peut piquer, et du lieu d'élection pour la saignée.

Pour la saignée du bras, on fait asseoir le sujet, s'il n'est obligé de garder le lit. Au moyen d'une bande étroite en laine ou en drap, on place une ligature à trois travers de doigts environ au-dessus du point qu'on veut piquer, en faisant deux tours modérément serrés, arrêtant par un simple nœud à rosette. Tenant le poignet d'une main, on frictionne avec l'autre de bas en haut, sur la partie antérieure de l'avant-bras étendu, et l'on voit les veines se remplir. Quand on juge le moment convenable pour piquer, on place le pouce de la main qui soutient l'avant-bras, un peu au-dessous du lieu qu'on a choisi ; on saisit la lancette à 3 ou 4 lignes de sa pointe, et on l'enfonce dans la veine sans trop appuyer en s'arrêtant dès que l'extrémité des doigts touche la peau du bras. — A cause du roulis, du tangage et des autres mouvements du navire, il faut prendre encore une autre précaution.

On doit avoir le soin de bien appuyer l'avant-bras du sujet vers le poignet, contre son côté à soi ; le maintenir avec le coude pendant que la main du même côté soutient la veine et l'avant-bras supérieur, et au lieu de tenir en l'air la main qui doit opérer, l'appuyer par le côté externe sur la partie de l'avant-bras un peu au-dessous du lieu où l'on doit piquer la veine. De cette manière, on peut avoir la pointe de la lancette dirigée toujours sur le même point sans qu'elle varie d'une seule ligne. On suit un moment les oscillations du navire, et *à l'embellie* qu'on reconnaît d'avance, qu'on devine, on pique. On n'est point ainsi exposé à blesser celui que l'on saigne, ce qui arriverait plus d'une fois, si l'on ne prenait toutes ces précautions. On ne peut pas toujours choisir le moment, et comme souvent c'est avec le mauvais temps que des accidents arrivent, il ne faut pas être arrêté par la crainte de mal faire. Il est inutile, je crois, de recommander de *s'épontiller*, afin que le malade et l'opérateur s'identifient dans leurs mouvements, et ne fassent pour ainsi dire qu'un seul corps. On comprendra facilement la nécessité de tout ce que nous recommandons, quand on réfléchira aux secousses violentes qu'on éprouve par fois à bord d'un navire, quand la mer est grosse, le vent debout, un peu violent, ou quand le bâtiment roule tantôt sur un bord tantôt sur l'autre.

Lorsque le sang s'échappe de la veine, il faut remuer le bras le moins possible, afin de ne pas détruire le parallélisme des lèvres de la petite plaie qu'on a faite.

Si l'écoulement diminue avant qu'on ait tiré la quantité de sang nécessaire, on place dans la main du malade un corps rond qu'il puisse faire tourner facilement entre ses doigts, et ce mouvement suffit pour ranimer le jet du sang veineux. Quelquefois le sang ne vient qu'en *bavant*, ou difficilement, par la compression trop forte de la bande; il faut y faire attention, *et donner un peu de mou*, si c'est nécessaire.

Quand on juge que le sang recueilli dans un vase est en quantité suffisante, on desserre la bande qu'on enlève, on lave la petite plaie qui suinte encore parfois, et après avoir nettoyé l'avant-bras, on applique sur le lieu de la saignée une petite compresse pliée en quatre doubles, imbibée d'eau-froide, et par dessus celle-là, une plus large, en un double seulement. Ordinairement on se sert d'une longue bande qui croise en huit de chiffre sur le lieu de la saignée, et maintient ainsi les compresses. Quant à nous, nous préférons à l'usage de la bande, l'application de quelques bandelettes de dyachilon gommé, un peu longues, qu'on chauffe légèrement, et qu'on arrange comme on veut, sans que la compression soit moindre. On les entre-croise plus facilement qu'une longue bande, et nous conseillons fortement de s'en servir toujours de préférence.

On fait mettre le bras en écharpe, afin d'obliger le marin à ne pas s'en servir, au moins de 20 heures.

Pour la saignée du pied, on fait plonger la partie dans l'eau chaude pendant quelques minutes; quand les veines sont remplies, gonflées, bien apparentes, on s'assied plus bas que le sujet; on essuie avec soin, et on pose sur son genou le pied du malade, on pique alors une des veines que nous indiquons plus loin par un dessin.

On replonge le pied dans l'eau chaude, pour que l'écoulement du sang soit plus abondant, et quand on pense en avoir fait assez couler, ce dont on peut juger facilement par la teinte plus ou moins rouge de l'eau du bain, on retire la partie qu'on essuie bien, et qu'on panse comme au bras. Il faut ensuite faire tenir la jambe alongée, afin de prévenir la récouverture de la petite plaie, et d'en favoriser la cicatrisation.

On se sert toujours de linge de toile pour appliquer sur le lieu de la saignée; et on lave la partie avec une éponge, ce qui est bien plus économique et bien plus commode qu'une serviette ou tout autre linge.

5° Quand on veut percer un clou, (furoncle), une tumeur quelconque, il faut avoir le soin de piquer avec la lancette à la partie la plus déclive ; c'est-à-dire, à l'endroit où le poids du sang, du pus, ou de tout autre liquide a le plus usé la peau. D'ailleurs, la simple loi de la pesanteur indique le point où on doit porter l'instrument. Il n'est pas nécessaire de bien enfoncer la lancette, car dès qu'on a divisé la peau et la couche graisseuse qui se trouve au dessous, le liquide sort facilement par l'ouverture. — Les cataplasmes émollients qu'on applique dessus, favorisent la sortie *de la matière*, qu'on peut aider aussi par une légère pression avec les doigts.

Si l'on craint que l'ouverture se referme avant que tout soit écoulé, on peut introduire un peu de charpie, roulée en forme de mêche, et enduite de cérat. On fine plus tard le pansement avec le dyachilon.

6° Toutes les fois qu'on a une plaie, un ulcère à panser, il faut, à chaque pansement, laver et déterger soigneusement la partie malade sans l'irriter, en touchant légèrement avec un linge fin ou une éponge douce. C'est une précaution indispensable, et qui prévient quelquefois beaucoup d'acccidents. Dans les pays chauds par exemple, surtout par une température humide, il est bon de se servir pour laver les ulcères, les plaies, d'eau chlorurée.

Si l'on veut étendre du cérat ou toute autre pommade sur une partie, on se sert de coton cardé qu'on recouvre de compresses, en maintenant le tout par une bande. Si c'est à un endroit où l'application d'un bandage soit difficile, il faut employer les bandelettes agglutinatives de dyachilon (1) Economie de temps, de lin-

(1) Ce n'est pas ici le lieu de discuter les avantages des bandelettes et du coton cordé, la tâche serait facile, mais malheureusement les bornes de cet ouvrage ne le permettent pas.

Du reste un de mes amis et confrères le docteur Sicard a publié sur ce mode de pansement un volume qu'on peut consulter avec fruit.

ge, facilité d'application et de pansement, tout indique leur nécessité à bord, et la préférence qu'on doit leur donner. Nous ne sommes pas le seul du reste à qui l'expérience ait démontré leurs avantages. Lorsqu'on panse une plaie ou un ulcère sur lequel on a mis de la charpie, les filaments de cette charpie sont souvent retenus à la surface et pour les en détacher, on irrite la plaie, on la fait saigner, ce qui n'arrive pas avec le coton cardé.

7° Quand on veut faire des frictions, on se sert de morceaux de flanelle ou de laine; ou bien si c'est une pommade qu'on veuille faire pénétrer, on fait usage d'un doigt de gant qui remplit les conditions voulues. Pour que les frictions produisent l'effet qu'on en attend, il ne faut les pratiquer ni trop peu de temps ni trop fort. Le mouvement doit-être continu et uniforme; doux, pour ne pas irriter la partie, à moins que ce ne soit là le but qu'on se propose.

8° Quand on se sert du linge, il faut examiner s'il est bien propre, et s'il n'a pas servi déjà pour une plaie de mauvaise nature, sans avoir été depuis lessivé. Les bandes peuvent être en calicot, mais elles doivent être aussi propres et bien tenues.

On doit obliger les hommes qui ont eu besoin de linge de le rapporter lavé et séché, et les prévenir qu'on ne leur en donnera pas d'autre, s'ils ne remplissent cette formalité. Sans cela, on se trouverait vite dépourvu de linge, et celui qu'on aurait donné ne servirait à rien, ou serait perdu.

Quand on va se servir des bandelettes agglutinatives, il faut les couper en longueur et en largeur, suivant la plaie qu'on a à panser; les faire chauffer à un charbon ou à une lampe, afin que leur agglutination se fasse mieux et soit plus solide. En levant les pièces d'un pansement il n'est pas nécessaire de renouveler toutes les bandes de dyachilon; on doit changer seulement celles qui étaient en contact immédiat avec la surface malade.

Lorsqu'on les emploie pour la réunion des lèvres d'une plaie telle qu'un coup de couteau, de hâche, etc.., il faut les couper un peu longues et larges, afin qu'après avoir rapproché les deux lèvres autant que possible, on les applique en les imbriquant les unes sur les autres, et qu'elles aient une action plus continue et plus compressive.

En général les marins sont assez adroits, et il ne leur sera pas difficile de faire les pansements suivant la nature de la maladie, et du lieu où il faut les appliquer. Ce qui la leur simplifiera beaucoup, ce sera l'usage de ces bandes de dyachilon, qui non-seulement tiennent toutes seules, sans cordon ni épingles, mais qui servent encore à maintenir les autres pièces d'un pansement, et à exercer une compression qu'on peut varier, en les faisant tendre plus ou moins. Si nous insistons tant, c'est que nous

en avons vu bien des fois les avantages im-
menses à côté des inconvénients des bandes,
que tout le monde ne sait pas appliquer,
qui peuvent manquer et qui d'ailleurs exigent beaucoup plus de temps.

ASPHYXIE.

*L'asphyxie par submersion, asphyxie des
noyés*, doit être nécessairement fréquente
à bord, car les marins sont exposés à tomber à la mer, quand le navire est sous voiles,
ou quand il est amarré dans un port,
mouillé sur une rade. On s'était beaucoup
occupé de ce genre d'asphyxie, et rien
n'avait été négligé par les hommes de l'art,
pour rappeler à la vie ceux qu'on retirait
de l'eau, plongés dans un état de mort
apparente. Il y a six ans, un homme géné-
reux, parvint après des efforts sans nombre,
des luttes pénibles, à créer une institution à
laquelle se rallièrent bientôt les hommes les
plus éminents par leur nom, leurs capacités,

leurs fortunes. M. Godde de *Liancourt*, en fondant *la société générale des Naufrages*, attira l'attention des gouvernans et de toutes les nations sur la population maritime, si intéressante, si nombreuse et si dévouée, et exposée chaque jour à des dangers infinis. — Le but de la société des *Naufrages* n'est pas seulement de prévenir les sinistres, de secourir les bâtiments, mais elle vole au secours des malheureux que l'asphyxie ou des blessures exposent à la mort. Elle s'est attachée des médecins d'un mérite incontestable et d'une philantropie éclairée. Elle les a chargés d'étudier encore et d'ajouter aux connaissances qu'on . vait déjà, ce que le progrès de l'art pouvait avoir appris. — Je voudrais pouvoir rendre un digne hommage à M. Godde de *Liancourt*, et à tous ces nobles cœurs qui secondent et qui ont compris la beauté de son œuvre et les résultats heureux qu'elle peut donner. Du reste, le développement immense de l'institution, l'accueil qu'elle a reçu de tous les peuples et de tous les souverains, fait mieux que tout ce que je pourrais dire, l'éloge de l'œuvre et de son honorable fondateur. — M. *Godde de Liancourt* vient de publier une brochure où l'on trouvera tout ce qui peut intéresser le marin, sous le rapport du sauvetage et de l'asphyxie. Cette brochure sera toujours consultée avec fruit. — Il nous suffira donc d'indiquer les moyens à employer pour rappeler à la vie ceux que l'asphyxie menace d'enlever.

Quand on a retiré un homme de l'eau, il faut s'empresser de le déshabiller, dût-on couper ses vêtements. On le couche la tête haute, un peu relevée; si la bouche et les narines sont obstruées par des mucosités, on les débarrasse. On l'enveloppe dans une couverture de laine, on presse alors les deux côtés de la poitrine, de manière à imiter le mouvement naturel de respiration;

on pratique des frictions d'abord vers le cœur, l'estomac, et de là aux membres. Pendant ce temps on tient sous le nez du noyé, mais sans le mettre en contact, un flacon débouché d'éther, d'ammoniac. Quoique le succès ne couronne pas toujours les premiers soins, il ne faut pas se lasser, et la réussite souvent couronne la persévérance; on pourrait en citer beaucoup d'exemples. — On peut ajouter à ces moyens l'application de quelques autres également utiles, quand les premiers soins ne sont pas couronnés de succès. Tels sont: l'insufflation de l'air, non de bouche à bouche, celle-là est nuisible, mais au moyen d'une seringue divisée en pompe aspirante et foulante. — Les fumigations aromatiques, dirigées avec une seringue analogue, dans les intestins par l'anus, enfin l'électricité.

Quand un individu revient peu à peu à la vie, il faut continuer de le frictionner, lui faire prendre quelques gouttes d'une infusion chaude, tonique en hiver, et combattre les accidents qui peuvent survenir, par les procédés dont nous avons parlé dans le courant de l'ouvrage.

Il peut arriver que lorsqu'un asphyxié revient à la vie, il reste plongé dans un état comateux, dans un assoupissement, qui indiquent que le cerveau est congestionné, (c'est-à-dire que le sang y est porté en abondance). Il faut dans ces cas, appliquer des synapismes aux pieds, les tenir bien chauds, pendant que la tête découverte est exposée à l'air; une saignée est aussi fort utile; si on ne peut pas la faire et qu'on ait des sangsues, on applique celles-ci en grand nombre, derrière les oreilles.

Si un homme tombe à la mer peu de temps après avoir mangé, et que l'asphyxie cède aux moyens indiqués, on se trouve bien de le faire vomir dès qu'il peut avaler facilement.

Disons en terminant que suspendre un noyé par les pieds ou le rouler sur un tonneau, c'est achever de donner la mort à un homme qu'on pourrait sauver. — Du reste, la constance dans l'administration des secours est un des moyens les plus efficaces.

Nous renvoyons d'ailleurs à la brochure de la *société générale des Naufrages*, et aux détails qu'on y trouve sur les secours à donner, et sur les boîtes de sauvetage, boîtes dont tout navire devrait être pourvu.

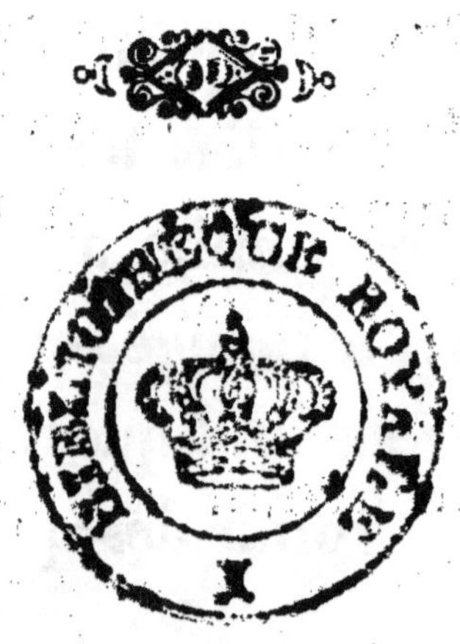

MÉDICAMENTS, DOSES,
MODE D'ADMINISTRATION.

TISANES.

Elles se font par infusion ou décoction. Par infusion, lorsque l'on met les substances dans l'eau au moment où elle est en ébullition, et retirant de suite le vase du feu ; par décoction, lorsqu'on fait bouillir les substances dans l'eau.

Emollientes : Mauve, sureau, violette, graine de lin, etc...

Rafraichissantes : Orge, limonade, riz.

Sudorifiques : Salsepareille, gayac, squine, sassafras, fleurs de sureau.

Toniques : Cammomille, houblon, thé, espèces amères, etc...

On édulcore ces tisanes avec du miel ou du sucre, et on en fait prendre plusieurs verres par jour.

VOMITIFS.

Ipécacuanha, de 1 gramme à 1 gramme 50 centigrammes. — On le fait dissoudre dans un verre d'eau sucrée, et dès que le malade vomit, on donne de l'eau chaude.

Emétique, de 10 centig. à 20 centigr.— Dans 120 grammes d'eau sucrée ou de tisane; une cuillerée à bouche tous les quarts d'heure, jusqu'à ce que le malade vomisse; alors, eau chaude. — L'émétique peut se donner à la même dose à peu près, en lavements.

PURGATIFS.

Crème de tartre, 12 à 25 grammes. — Faites dissoudre dans un litre d'eau sucrée chaude (purgatif doux).

Calomélas, de 30 à 50 centigrammes, Incorporé dans le miel sous forme de pilules. Une toutes les deux heures.

Manne, 60 grammes, *Rhubarbe*, 4 gram. *Séné*, 4 grammes, *Sel d'Epsom*, 15 gram.— Faites infuser dans un grand verre d'eau bien chaude, passez à travers un linge, et faites prendre en une seule fois.

Jalap, en poudre, de 1 gr. 50 à 2 gram.— Dans un verre de tisane ou d'eau sucrée.

Eau de mer. — Un demi-verre à jeun. — Laxative et purgative; elle est aussi tonique soit en lotions, soit en bains.

CALMANS. ADOUCISSANS.

Gomme. — Se met dans toutes les tisanes; très efficace dans toutes les inflammations ou irritations.

Réglisse. — Se met aussi dans les tisanes; ou bien on en donne à manger peu à la fois.

Poudre de Dower, 75 à 85 centigram. — En trois ou quatre fois par jour dans une tisane ou de l'eau sucrée.

TEMPÉRANS.

Orge acidulé, orge gommé, Chiendent nitré, Limonade (avec acide citrique), Limonade végétale (avec deux ou trois gouttes d'acide sulfurique dans un verre d'eau sucrée), *Limonade gazeuze, Groseille.*

SÉDATIFS. NARCOTIQUES.

Bains, Baume tranquille (en friction), *Digitale* (quelques gouttes de teinture dans un verre d'eau sucrée).

Jusquiame (huile de) en frictions.

Opium (extrait gommeux), de 5 centig. à 15 centig. au plus dans une potion; la teinture, en friction.

Belladone (extrait de) de 5 à 10 centig. en pilules, dans la journée. — La poudre se donne aussi d'abord à 0, 02 centigram. dans la journée, puis on pousse jusqu'a 0, 10 centig.—La teinture, en frictions.—Les emplâtres, sur les parties douloureuses.

Laudanum, de huit à douze gouttes dans un lavement. — On ne doit guère l'administrer sous une autre forme. On peut s'en servir en friction, ou bien en versant quelques gouttes sur des cataplasmes.

Sirop Diacode. — Uune petite cuillerée à café dans un bol de tisane ou d'eau sucrée contre les fortes toux, l'insomnie, etc...

Acétate de Morphine, de 1 centigramme à 10 dans les 24 heures; on le donne dans une potion ou en pilules. A l'extérieur, sur l'épiderme dénudé, même dose.

ANTI-SPASMODIQUES.

Anti-Nerveux.

Tilleul, oranger. — En infusion.

Valériane. — En poudre, 2 grammes à 6 grammes, et même 8 gr. dans du miel.

En infusion, de 2 à 8 grammes, pour 2 livres d'eau bouillante.

Extrait. — 1 gram. à 1, 50 en pilules.

Teinture. — 2 gram. à 5 grammes dans une potion.

Eau de fleurs d'oranger, éther. -- Quelques gouttes dans un grand verre d'eau sucrée ou de tisane.

Camphre.—En poudre, de 75 centig. à 60 centigr. en pilules ou dans une potion, dans la journée. A petites doses, il est sédatif, calmant ; à hautes doses, c'est un excitant bien énergique.

DIURÉTIQUES.

Pour l'urine.

Chiendent, tisane ; *Bière,* mélangée d'un peu d'eau. *Nitrate de potasse* (sel de nitre), une petite pincée dans chaque verre de tisane.— *Scille* (oignon), *Asperges* (sirop); *Bi-carbonate de soude.* -- 1 gram. à 1, 60 dans une potion, en pilules, dans la journée. *Pariétaire. Digitale,* de huit à 13 gouttes dans une tisanne, pour les 24 heures.

POMMADES.

Cérats.—Se fait avec de l'huile d'olives et de la cire jaune ou blanche. On fait fondre à une douce chaleur, on remue bien, après, dans un mortier de marbre ; on ajoute alors, ou de la *morphine* ou de la *belladonne*, ou tout autre substance médicamenteuse quand on veut y en faire entrer une ; on laisse refroidir et on s'en sert pour les pansements.

Pommade contre la gale.—Déjà indiquée.

Pommade au garou. — Pour faire suppurer.

Pommades anti-ophtalmiques.

Onguent mercuriel. — 6 grammes toutes les deux ou trois heures en frictions, dans les inflammations, les érésypèles, etc....... Dans la syphilis, même dose, trois fois par jour.

Onguent basilicum. — (*Ou onguent de la mère.*)

Beaume opodeldoch. — *Beaume tranquille.* En frictions.

Eau-de-vie camphrée. — *Huile de camomille camphrée.* — *Teinture de canelle,* — de *cochléaria,* —de *quinquina,* toniques ; extérieurement plutôt qu'à l'intérieur.

L'huile d'olive en friction sur les parties un peu enflammées, tendues, produit de bons effets.

Fébrifuges.

Sulfate de quinine. — 60 centig. à 150 centig. délayé dans de l'eau sucrée ; en pilules, il est plus facile à prendre.

Quinquina. — De 8 à 12 grammes dans une pinte d'eau bouillante. — En frictions, — en lavements. — Donnée dans de la tisane, dans du vin, la poudre de quinquina à la dose de 30 à 60 centig. est tonique, stimulante. On associe un peu d'opium à la poudre de quinquina, 2 centig. par prise de quinquina.

On donne ce fébrifuge 5 ou 6 heures avant l'accès.

Astringents.

Eau blanche. — *Sulfate de zinc* ; 60 à 80 centig. trois fois par jour ; dissous dans l'eau en quantité suffisante, pour ne pas irriter (125 à 130 gram.), pour laver les yeux malades, gargariser, contre les aphtes ; en injections.

Diascordium (Poudre) unie à l'opium, 75 centig. à 1 gram. avec du miel ; délayé dans du vin, du bouillon, etc.; contre les dyssenteries chroniques, les faiblesses d'estomac.

Le Bi-carbonate de soude peut être aussi donné pour activer la digestion.

Alun (Poudre) — De 1 gram. et demi à 3 gram. dans une potion; en pilules.—A l'extérieur en injections, lotions, gargarismes, etc.... de 2 à 4 gram. dans une pinte d'eau ou de tisane; très utile dans les angines intenses après la cessation de l'inflammation.

ANTI-VÉNÉRIENS.

Copahu. — 15 gouttes dans les 24 heures sur des morceaux de sucre; — 15 gram. de résine en lavement.

Cubèbe (Poivre)....... En lavements; à l'intérieur, en poudre, associée à du sirop, à la dose de 2 à 6 gram., ou bien en pilules. — 2 fois par jour.

Cérat mercuriel. — *Deuto-chlorure de mercure.*

Pilules de Dupuytren; de *Sédillot.* —Deux par jour d'abord; trois ensuite.

Liqueur de Van-Swieten. — Une grande cueillerée par jour dans une tasse de tisane.

Emplâtre de Vigo cum mercurio pour mettre sur les bubons. — *Calomélas* pour saupoudrer les chancres.

Préparations d'or, d'argent, associées à l'I..de. — *Sirop de Cuisinier.* — Deux ou trois cueillerées par jour; — de *Laffecteur,* 3o à 6o grammes par jour dans un peu de tisane.

Chlorures servant à laver les plaies, — à désinfecter, etc.....

Nous n'avons pu indiquer ici que les principaux médicaments; d'ailleurs, comme nous l'avons dit dans le courant de l'ouvrage, tout ce qui peut se conserver doit être préparé d'avance par le pharmacien, et distribué de manière qu'on n'ait besoin que de prendre un paquet ou autre dose spécifiée, sans avoir à rien peser ou à préparer. Il ne faut pas exposer un homme étranger à la médecine à commettre des erreurs souvent fort graves, et qu'il n'a pas dépendu de lui d'empêcher ou de ne pas commettre. Chaque étiquette dans un coffre de médicaments devrait porter la dose à laquelle on peut le donner. Il ne sera jamais inutile de le rappeler souvent à ceux qui doivent s'en servir.

Nous fesons des vœux pour que le Ministre de la marine, qui a tant fait pour le commerce, étende sa sollicitude sur des détails qu'on ne peut qu'approuver et qui sont d'un si grand intérêt.

ERRATA.

Pag. 26, lig 12, *au lieu de* ont fait, *lisez*, a fait.

» 41 » 18 *au lieu de* les poids de l'ancre, *lisez*, le poids de l'ancre.

» 60 » 15 *au lieu de* pas le dôme, *lisez*, par le dôme.

» 64 » 5 *au lieu de* gastrique aiguë, *lisez*, gastrite.

» 68 » 11 c'est surtout, fait suite à dé-verguer.

» 69 » 12 *au lieu de* prédomine; dans, *lisez*, prédomine dans.

» 71 » 18 *au lieu de* quand aux autres, *lisez*, quant aux autres.

» 71 » 19 *au lieu de* fort accéléré, *lisez*, fort, accéléré.

» 75 » 15 *au lieu de* théraupontique, *lisez*, thérapeutique.

» 96 *au lieu de* stomatile, *lisez*, stomatite.

» 113 » 4 *au lieu de* et semble, *lisez*, et il semble.

» 122 » 9 *au lieu de* et il ne, *lisez*, il ne.

» 124 » 7 *lisez*, résultat.

» 138 » 9 *au lieu de* en soubresauts, *lisez*, ou soubresauts.

» 154 » 3 *au lieu de* engagés, *lisez*, en-gorgés.

» 169 » 15 *au lieu de* inclination, *lisez*, insolation.

TABLE DES MATIÈRES.

3ᵐᵉ PARTIE. — MALADIES EXTERNES.

Les lettres indiquent les points où l'on peut piquer la veine.

A. *Lieu qu'on choisit ordinairement mais qui exige beaucoup de prudence*

B.C.D. *parties où l'on saigne ordinairement après la partie A*

E.F.G.H.I. *autres parties où la saignée peut être aussi pratiquée.*

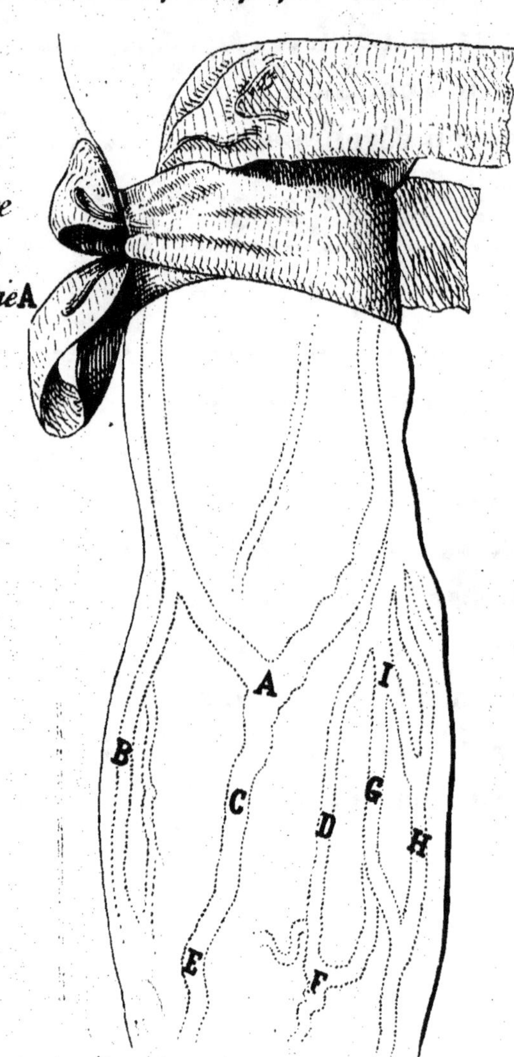

Les veines ici apparentes, le sont tout autant sur le bras d'hommes aussi vigoureux que les marins, surtout lorsque la bande a été placée comme l'indique la figure

Quand ces veines ne sont pas assez saillantes, on pique plus bas, vers le poignet, ou même sur le dos de la main.

La veine principale ici tracée est la Saphene interne que l'on saigne ordinairement

A.B.C .   *parties où l'on pique le plus souvent.*

D.E.F .   *autres parties où l'on peut saigner.*

On peut choisir également sur le dos du pied les points les plus apparens pour piquer la veine.

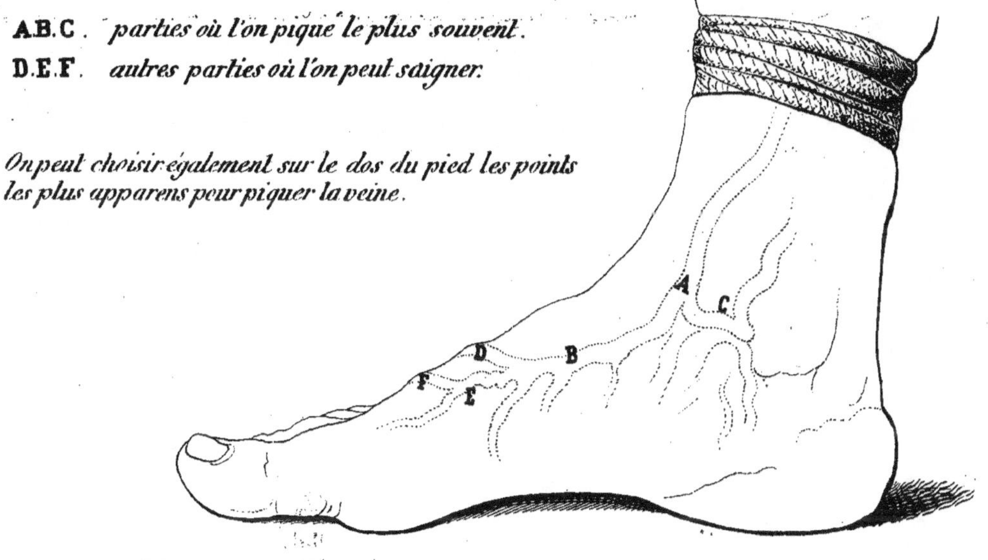

www.ingramcontent.com/pod-product-compliance
Lightning Source LLC
Chambersburg PA
CBHW051521060726

47597CB00001B/145